透析の〝常識〟を疑え

松下隆一

はじめに

『己に自信の無い奴が常識に従う』――これは落語家の立川談志の言葉である。

常識とは大多数の人が持つ共通認識であるが、注意すべきは、常識とは必ずしも正しいこと、真実ではないということだ。

だが、多数の人が常識に従うゆえに、それを正しいと錯覚してしまう。そして常識にとらわれるがあまり本質を見失い、常識を物差しとし、常識から逸脱するものを否定し、拒絶しようとする。

なぜなら立川談志の言う通り、多くの人は自信を常識に従うことにすり替えて物事を判断するからだ。

何かに対して自信を持つまでの努力や研鑽《けんさん》を積んだ者は、常識を疑い、新たな道を切り拓こうとする。

私がこれまで常識にとらわれない、非常識な経営者や政治家、教育者、武道家といった方々に取材した経験から言えば、これらの方々は例外なく自分自身のオリジナルの発想を持ち、常識に立ち向かい、打ち勝った成功者だということだ。そして、その根底には確かな裏づけに基づく直観と自信があり、成功に導くまでの常人ならざる忍耐があった。

『医療法人かもめクリニック　長時間透析研究所』所長の金田浩《かねだひろし》と会った際も、話を聞き始めて一時間もしないうちに、常識を打ち破る典型的な非常識人だと感じ入った。

金田はそれまで常識だった「四時間透析と食事制限」をやめ、一九九八（平成十）年に世界で初めて長時間透析と食事制限のない健康な家族と同じ食事（自由食）——即ち、「長時間透析と自由食」を導入した医師だ。この〝長時間透析〟を実施することにより、合併症の軽減、高血圧の改善、さらには栄養失調の改善を求めて自由食までも実現したというのである。

とりわけ驚いたのは、当初こそカリウム制限をしていたものの、二〇一三（平成二十五）年以降は塩分や水分制限のない自由食を実施しているという点だった。通常の透析患者というものは、高血圧による心不全や脳卒中などを防ぐため、厳格に食塩や水分を制限されている。ところが金田はとにかく、

「何でも食べなさい。食べて太りなさい」

と、まず患者たちに言うのである。

私自身は透析とは無縁の生活を送っているが、少なからずこれまで糖尿病などで透析を

している人について見聞きしてきた。つまり、透析によって顔色が悪くなり、厳しい食事制限によって痩せ細り、明日への希望も見出せず、ただただ病人として生きながらえているといった状態の人たちだ。それゆえ、もし自分が透析をしなくてはならない身となったとすれば、半分死刑宣告を受けたも同然だと思ったものだ。

ところが、金田のもとで〝長時間透析〟を実施している患者は、透析を受ける以外、およそ病人とは思えない快適な日常生活を送っているのである。普通に運動や仕事をし、塩分も水分も気にせず何でも食べ、顔色が良く、ふっくらとして肉づきがいい。

何より、「とにかく食べなさい」と金田から言われるだけで、透析以外は何の制約もなく管理もされず、解き放たれ、自由な生活を送ってオーケーなのだ。その結果、「四時間透析と食事制限」を受けている患者よりもずっと長生きができるのである。

結論を申せば、透析患者にとっての「長時間透析と自由食」とは、長生きをしつつ、幸せな人生を送るための救世主だということだ。

だが、〝長時間透析〟に加えて、塩分や水分を自由に摂っていい自由食を実施するということは、従来あった医療の常識（ガイドライン）に異を唱え、打ち破り、未知なる世界に挑戦をするということでもある。もちろん、それを実行するにおいての反発は大きい。

実際、一部の大学教授、大学の研究機関を除いて、金田の、かもめクリニックのやり方は異端視され、無視され続けているのが現状である。

単純に身の回りのことで考えてみても、高血圧は食塩の摂りすぎが原因であり、行政が減塩を推奨し、巷《ちまた》には調味料や加工食品など、減塩食材が溢れ返っているのである。これをちゃぶ台返しをして否定しようというのだから、並大抵のことでは説得できないし、そのハードルはとてつもなく高い。

現状は孤軍奮闘と言ってもいいが、金田には大きな心の支えがある。

金田は言う――

「一番の味方は患者さんですね。最後は患者さんが味方になるんですよ。医者の世界って意外に世の中を変えられないんです。変えるのは患者さんだと思いますよ」

そして彼はこうも言った。

「患者さんが良しと受け取ってくれれば、医者がガイドラインで何を決めようが知ったことではない。私は患者さんの支持さえあれば生きていけるんですよ」

取材を通して私は、「長時間透析と自由食」によって快適な生活を送り、長生きをしている患者（と呼ぶのも抵抗があるが）を目の当たりにした。塩分も水分も気にしないでバクバクと食べて飲み、仕事や日常生活に何の支障もきたさないというのだ。これはもう、ただ透析をしているだけの普通の人でしかない、いや、不摂生で不健康な生活を送っている人に比べれば、よっぽど健康的な人たちではないかと感じたほどであった。

本書では奇跡とも呼べる「長時間透析と自由食」の素晴らしい効果を著すことで、これから透析患者となる恐れがある方々や、四時間透析によって過酷な食事制限を強いられ、明日をも知れない命に鬱々とした日々を送る方々に対し、絶望ではなく希望を抱いてもらおうというのが第一の目的である。

さらにいえば異端児とされる金田の生き様を通し、多くの人が持つ常識という名の幻想を打ち破り、少数派の非常識の中にも真実があり、数という名の幻想に惑わされない正しい思考が世の中を良き方向に変革するのだと知ってほしい。

また、紹介する金田やかもめクリニックの挑戦の軌跡が、「長時間透析と自由食」によって患者の人命をながらえるとともに、一番の主役である患者の手に、誇りや自由、生きがい、未来を取り戻すという、最良の医療の仕事であると理解していただければ幸いである。

本書では〝長時間透析〟としている際には、かもめクリニックで実施している「長時間透析（六～八時間〈目標は八時間〉）と自由食」を意味し、〝四時間透析〟としている際には、広く一般に行われている「四時間透析と食事制限」を意味するものとした。

本文中に登場する人物名は敬称略とした。

透析の〝常識〟を疑え　目次

第一章　かもめの流儀

第二章　孤高の人

第三章　普通の幸せ

第四章

「長時間透析と自由食」をめぐって

第一章 —— かもめの流儀

熱く語る人

『医療法人かもめクリニック』は、一九九六（平成八）年に透析専門医だった金田浩が独立して立ち上げた透析専門の医療施設である。

現在では『かもめ・みなとみらいクリニック』（神奈川県横浜市）、『かもめクリニック』（福島県いわき市）、『かもめ・大津港クリニック』（茨城県北茨城市）、『かもめ・日立クリニック』（茨城県日立市）の四施設で運営されている。

二〇二三（令和五）年の晩秋、私が取材のために訪れたのは『かもめ・みなとみらいクリニック』だった。みなとみらい線・みなとみらい駅を降りてすぐに位置する、オフィスビルの三階フロアにある施設だ。

自らも透析治療を長年続ける患者である、『かもめクリニック』に勤務する職員の酒井達哉の案内で、金田のいる院長室に通された。

金田の第一印象は自然体の人だということだった。朗らかで、見るからに温和だとわかる。八十五歳という年齢を聞いて驚いたが、かくしゃくとしていて、とてもそうとは思えない。平たく言えば、医者らしくない人だ。大なり小なりある、医者特有の神経質さをまったく感じさせないのである。

温和と書いたが、ひとたび透析について語り出すと眼光が鋭くなり、言葉が溢れ出し、止まらない。

初対面の挨拶が終わると、早々に自らが作った資料を示して「ではいいですか」と、なぜ「長時間透析と自由食」を始めたのか、〝四時間透析〟と「長時間透析と自由食」との比較や、〝四時間透析〟のデメリット、八時間透析のメリット、高血圧の原因が食塩と水にあるのではないといった話を、金田はとめどなく、冷静に、時に熱く、語り続けた。

ふんふんと私は聞いているしかなかったが、この時、そもそも透析が何たるかを知らず、ほとんど予備知識のない状態であったので、内心は焦っていた。ところが、金田の話は水が上から下へと流れるがごとく、スーッと頭に入ってきて、腑に落ちたのである。それは不思議な体験であった。あたかも「長時間透析と自由食」に懸ける金田の熱情にほだされ、理解したといった感じだった。

私はこの本を、今、透析を行っている人、これから透析を行うかもしれない人だけではなく、身近に透析患者がいる人、さらには透析とは無縁の人にまで広げてぜひ読んでほしいと考えている。

一般社団法人　日本透析医学会（ＪＳＤＴ）の調査によると、二〇二二（令和四）年度末時点での透析患者総数は、全国に三四万七四七四人いると発表されているが、減少傾向にあるとはいえ、予備軍やその家族、友人、知人、仕事の同僚までを考えれば、影響を受ける人の数は相当数にのぼる。知るということは理解につながる。「長時間透析と自由食」が理解され、広まれば、透析患者に対し支える、配慮するといった社会全体を変革する可能性があると期待できるのだ。

それゆえ、透析について、初歩的なことをこれより書いてみたい。そんなことは透析の常識ではないかと思う方もおられるかもしれないが、どうかご容赦願いたい。

透析に至るまで

本書では透析と呼んでいるが、正確には「人工透析」といい、人工的に腎臓機能を補う方法のことである。

腎臓は血液内の老廃物を濾過《ろか》し、人間の体内をきれいな状態に保つ役割を担っている。また、体内の水分量やミネラルの濃度を調節し、体内を弱アルカリに保つという働きをしている。健康を維持するためには、この弱アルカリと酸のバランスを保つことが大切であり、このバランスが崩れ、酸性体質になると、老化を促進しやすい状態になるといわれている。

いずれにしても人間の体にとって、とても重要な役割を果たしているのが腎臓なのだが、腎臓機能が衰え、働きが不十分になった状態が〝腎不全〟と呼ばれている。この状態に陥ってしまうと、腎臓の働きに代わって行う人工透析が必要になるのである。

健康診断で血液検査をした際、腎機能の働きの目安となるＧＦＲ（糸球体《しきゅうたい》濾過量）に注目してほしい。この数値が六〇㎖／分／一・七三㎡未満になる状態が三カ月以上続くと、生活改善や食事療法、薬事療法が必要になってくる。この状態が慢性腎臓病（ＣＫＤ）といわれ、体内に尿毒素や余分な水分が蓄積して、尿毒症状が出ているものの、透析を受けるまでではない。これが腎不全保存期と呼ばれている。

慢性腎臓病の代表的な要因とされているのが、いわゆる生活習慣病（糖尿病や高血圧など）と慢性腎炎である。つまり、誰でもがかかる可能性があるといえる病気なのだ。ちなみに私自身も、高血圧でGFRが五〇を下回っており、予備軍だと考えている。

さて、人工透析を始めるタイミングだが、個人差があり、様々なデータをもとに総合的に決められ、腎機能が通常の一〇%まで低下したと判断されると必要だとされている。もっとも、その頃には尿毒症の症状も顕著になり、倦怠感や食欲低下、吐き気、頭痛に見舞われることになる。重症の場合は全身が痙攣《けいれん》するという危険な症状を招くこともある。GFRの数値でいうと、一五以下が目安となる。

こうして人工透析が必要になるわけだが、人工透析には二種類ある。

まずは血液透析がある。

事前の手術として、手首の静脈と動脈とを縫い合わせ、動脈血を直接静脈に流すことが必要であり、これをシャントと呼ぶ。これによって静脈に十分な血液が流れ、静脈に穿刺《せんし》(針を刺す)して血液透析が行えるようになる。

血管に刺した針を通して血液をいったん体外に出し、その血液をダイアライザーという透析器に通す。ダイアライザーは、血液中にある老廃物や余分な水分を除去し、血液を浄化して再び体内に戻すのである。

次には腹膜透析がある。

これは自身の腹膜を透析膜として用いる透析治療のことである。お腹の中の臓器を支える腹膜の中に透析液を注入し、透析液ごと毒素を体外に排出する。手動で透析液を注入、排出する方法をＣＡＰＤ（持続携行式腹膜透析）といい、自動的に透析液の注入・排出を行う方法をＡＰＤ（自動腹膜透析）という。

現状では血液透析が九割以上を占め、腹膜透析は三％程度となっている。腹膜透析はほとんど通院の必要がない反面、自己管理が重要になる。少数の理由として、個人差はあるが五年から七年で起きるとされる、避けられない腹膜の劣化があるとされている。そのため、血液透析と併用して行っている患者もいるが、今のところは血液透析が主流だといえる。

したがって、これより透析と呼ぶのは血液透析のことであると認識していただきたい。

「四時間透析と食事制限」を疑う

すでに書いたが、現在は「四時間透析と食事制限」が一般的に行われている。四時間かけて血液を濾過し、きれいにするのである。これを週に三回するのが標準である。

透析の原理が発見されたのは今から百七十年前の一八五四年であり、以来、動物実験など様々な研究・治験が重ねられ、技術進歩もあり、日本でも保険による治療が可能となって普及し、一九七〇年代には現在の形になった。

金田は保険適用されるようになった初期段階から透析に携わっているのだが、その時に体験した耐え難い現実が、今日の原動力となっている。

とにかく患者が目の前でバタバタと死んだのだ。

透析には合併症があり、特に高血圧には気をつけなければならない。高血圧によって心血管系疾患——心不全、脳血管障害、心筋梗塞——が引き起こされ、死亡に至るケースがとにかく多いのである。上位の死亡原因である感染症や悪性腫瘍を加えて、死亡率を出すと、心血管系疾患は三一・五％となり、感染症は二二・〇％、悪性腫瘍は八・四％となっている。（二〇二一〈令和三〉年ＪＳＤＴ——統計調査による）

金田が透析専門医として勤務し始めた頃、多くの患者が高血圧性心不全で亡くなった。多い時は一日に三人亡くなったこともあったという。

金田は言う——

「〝四時間透析〟をやる限りは、死亡率が非常に高いわけです。バタバタ（死ぬ）という表現になるんですね。もう二度とそんな世界に戻りたくないんです」

朗らかな金田からは想像もできないが、相当深刻に苦悩し続けたに違いない。目の前で人々がバタバタと死ぬ——誤解を恐れずに言うとすれば、それは戦場の前線にいるような気持ちであったのだろう。しかも、その戦争が三十年にわたって続いたのである。

金田が「四時間透析と食事制限」に大きな疑いを持つのは人生の必然ともいえた。

この事態を何とかすべく、金田は死亡原因のトップを引き起こす高血圧に着目し、これ一本に絞って治療しようと考え、研究を始めたのだった。

高血圧による死が多いとなると、患者に対して当然のように塩分と水分を制限するよう医者からは注意がなされてきた。高血圧の原因が塩分と水分にあるというのである。一般的にもいわれているように、血液中の塩分濃度が上がると、体内では濃度を下げようと水分を増やす働きが生まれる。そうなると血管内の血液量が増え、血管にかかる圧力が高まり、血圧が上がるので、塩分は控えましょうと言われるわけだ。

この説は今日では常識となっている。自治体を挙げて塩分を控えましょうとスローガンを掲げ、減塩を推奨しているところすらある。

金田が著した『目で見て判る「長時間透析と自由食」』（東京医学社）によると、次のようにある。

一九四四（昭和十九）年にアメリカ（ノースカロライナ州）のケムプナーという医師が減

塩の米を用いた超低食塩ダイエット「ライス・ダイエット」を開発し、慢性腎不全患者に実施したところ、一五〇人の患者の中で有効例が一〇九人（七二・七％）、無効例が四一人（二七・三％）となり、効果は一時的であったにせよ、貴重な治療法として世界中で評価されたという。

次いで一九六一（昭和三十六）年にアメリカのヘグストローム医師とスクリブナー医師により、〝食塩と水分の制限〟が透析患者の高血圧の正常化に有効であると報告された。

このようなこともあり、今日では世界中で高血圧には〝食塩と水分の制限〟が有効な治療法であるとして、誰ひとり疑うことのない〝正しい考え方〟だと評価されているというのである。

ところがその結果、どのような事態を招いたのか――

厳しく塩分や水分が制限され、血圧が上がると患者や家族の管理責任が問われた。そこで降圧薬が使われるのだが、それすら効いていないというケースが多々生まれた。

金田はこの現実を目の当たりにして、「高血圧の原因は食塩・水分の摂取にあり、食事制限をすべきである」という考え方に大きな疑念を抱いた。

その理由は簡単だった。

「要は食事制限するでしょ。とにかく、食塩と水は高血圧の原因だっていうから、食べちゃいけない、飲んじゃいけない。その上、透析で絞りに絞られるわけですから、当然ながら栄養がないから太れない。高血圧があって栄養が良くないって、長生きできるわけがない。今、我々はこの治療（長時間透析と自由食）を始めてやっと、これ（四時間透析と食事制限）じゃ無理だよなって思っているわけですよね」

こうして〝四時間透析〟に対して明確な疑問を持ち、高血圧の問題を何とかしないといけない、食塩や水分を制限せず、降圧薬に頼らないようにしなければならないと金田は考えたのだった。

ここで注意すべきは、学説はどうあれ、金田自身がその目で〝高血圧＝食塩説〟の矛盾を長年にわたって見続けたという現実である。

「長時間透析と自由食」の布石

そんな金田が独立し、開業した翌年の一九九七（平成九）年、ある衝撃的な出合いがあった。それはフランスのタサン中央透析センターで働くシャラ博士が中心となって書いた、一本の論文であった。

一九九二（平成四）年に発表されたその論文によると、次のようにある。

四四五人の透析患者に「八時間透析＋食塩制限（五g／日）」を実施すると、数カ月後には九八％の患者が降圧薬を中止することができたというのである。

（これだ！）と金田は思ったが、当初、これは嘘ではないかと疑うほどの衝撃だったという。

確信を持つために二〇〇一（平成十三）年十一月、金田は渡仏してシャラ博士と会っている。結果的には三度渡仏してシャラ博士と会い、シャラ博士も三度来日して金田と会って同じ志を持つ者同士、忌憚《きたん》なく語り合った。

ところで、二人が高血圧をターゲットにしているのは同じであるものの、その原因については違っていた。

シャラ博士は塩分と水分が原因だとしていた。食塩摂取量と水分を厳密に制限して、さらに体内に溜まった塩分と水分を八時間かけてゆっくり取り除くから、血圧の状態が良くなったとしたのである。だが金田は、それは違うと考えた。今までの経験から直感的に、〝尿毒素〟が原因であると推測したのである。

さらにシャラ博士は一九九八（平成十）年に一二四人の透析患者に対し、「五時間透析

＋食塩制限（四・五g／日）」を六カ月間実施した。その一定期間後に同じ患者たちに「八時間透析＋食塩制限（五g／日）」を一年間実施した。

すると、降圧薬の服用率が「五時間透析＋食塩制限」では五二・四％に、「八時間透析＋食塩制限」では〇・八％になったというのだ。五時間透析の実施によって五割程度の服用率となったが、それではまだダメだということで、金田は八時間がゴールデンタイムだと考えた。

また、この試験結果において、金田は自分の尿毒素説に自信を持った。食塩摂取量や水分摂取量、透析効率は五時間と差がないのに、八時間透析を実施すると血圧が劇的に低下したのである。

ただ、五時間から八時間への延長により、どうしてこのような結果になるのかがよくわからない。その疑問を私が金田にぶつけると、

「そこが尿毒素を疑う秘密なんです」

と言って笑った。

そして、尿毒素こそがその秘密の鍵を握っているというのである。少し長くなるが、金田の説を聞いてみよう。

「（透析）時間を延ばすことによって血圧が下がるんですよね。食塩や水分は関係ないん

です。同じ患者さんで試験しているわけですから。そこが最大のポイントなんですよね。今までは（血圧の原因が）食塩一本だった。食塩を制限したら血圧が下がるんだと言いますけど、それなら降圧薬なんて必要ありませんよね。降圧薬をゼロにするという発想でないと、食塩制限が血圧を下げるという定義にはなりません。〝四時間透析〟を受けている患者さんの降圧薬に対する反応の特徴はですね、降圧薬が効きにくい、血圧の変動の幅が大きい。これが特徴なんです。ということはまったく効いてないってことです。

自宅で高血圧が原因で患者さんがお亡くなりになった時、医者はどういう態度をとるかというと、『食塩をたくさん摂ったからでしょ。人が見ていないところで摂ったでしょ』となるわけです。通院している患者さんが高血圧だと『ちょっと入院しなさい』と言って、散々薬を出すんですよ。これはよくある話です。要は食事制限と降圧薬が効いていないんですよ。だって降圧薬を七～八割の患者さんが飲むってことは、効いてないから出すわけですよ。

そういうふうに考えていけばすべて説明がついて、臨床的に僕は腑に落ちるわけですよ。高血圧は食塩を摂りすぎて起こっているわけでも、水分を摂りすぎて起こっているわけでもない。透析の効率が悪くなったからでもない。そうすると、透析時間が四時間と短いことが高血圧の原因そのものではないかと考えるわけです。

言い換えると、透析患者の高血圧の原因は透析時間の長さにあり、透析時間が四時間という短時間だと高血圧が起こり、透析時間が八時間という長時間だと、高血圧が正常化するのです」

金田の考え方は理路整然としていて、その通りだと言うしかない。彼の言う「臨床的に腑に落ちる」という言葉は重い。

ともあれ、シャラ博士の論文をきっかけに、金田は開業してその翌年から、患者たちに説明をして理解を得た上で、まずは六時間透析から始めたのだった。

ちなみに、シャラ博士の論文との出合いは本当にたまたまであった。クリニックに招聘《しようへい》した大学の准教授（医師）から、「こういう論文がありますよ」と教えてもらったのが最初であったという。もしこの時、その人との出会いがなければ、金田が長時間透析をやる決断を下したかどうかはわからない。そのために数多くの命が救われなかったかもしれないのである。

「その人との出会いが僕にとっては天恵であり、神様が会わせてくれたんじゃないかと思っているんですけどね」

と金田は感慨深げに言った。

その論文は世界中で数多くの医療関係者が読んでいるはずだが、高血圧の原因が尿毒素にあると考えた者は金田だけしかいなかった。それを思うと、金田の感慨もよく理解できるというものである。

尿毒素に挑む

では、金田が高血圧の原因が尿毒素にあるという根拠は何によるのか。

一九六一（昭和三十六）年にイギリスのドゥ・ワードナー医師が、高血圧を起こす可能性のある物質として尿毒素を挙げ、一九九二（平成四）年には同じくイギリスのバランス医師が、高血圧を起こす尿毒素としてＡＤＭＡ（非対称性ジメチルアルギニン）を発見した。

さらには二〇〇四（平成十六）年にアメリカのコスラ医師とジョンソン医師が、慢性腎不全患者が〝高食塩食の負荷や急速な体液量の増加〟状態となると、血液中に高血圧を起こす物質が出現することを述べている。この物質がＡＤＭＡなどの尿毒素であった。

この高血圧の原因となるＡＤＭＡは、分子量が二〇二ダルトン（Da＝分子量や原子量の

代表的な尿毒素物質

小分子（分子量 <500Da）		中分子（分子量 >500Da）
遊離型	蛋白結合型	
尿素	終末糖化産物（AGEs）	β2-ミクログロブリン
クレアチニン	キヌレニン	副甲状腺ホルモン
尿酸	p- クレシル硫酸	インターロイキン -1β
ADMA	インドキシル硫酸	インターロイキン -6
クレアチン	インドール酢酸	レプチン
アルギニン酸	フェニル酢酸	補体因子 D
ジメチルグリシン	ホモシステイン	腫瘍壊死因子 -α
キサンチン	CMPF	シスタチン C
ウリジン	P- クレゾール	心房性ナトリウム利尿ペプチド
シュウ酸	ペントシジン	β- エンドルフィン
1- メチルイノシン	馬尿酸	ニューロペプチド Y
α-N- アセチルラルギニン	キノリン酸	レチノール結合タンパク質
アラビトール	フェノール	エンドセリン
ベンジンアルコール	2-メトキシレゾルシノール	アドレノメデュリン
β- リポトロピン	3- デオキシグルコソン	コレシストキニン
シチジン	プトレシン	クララ細胞タンパク質（CC16 ）
エリスリトール	フルクトシルリジン	ヒアルロン酸
γ- グアニジノ	グリオキサール	κ-Ig 軽鎖
グアニジン	キヌレン酸	λ-Ig 軽鎖 など
グアニジノ酢酸	メラトニン など	
グアニジノコハク酸 など		

単位）と小さい尿毒素で、四時間透析でも除去されるが、血液中における濃度が二～六倍高いことがわかっている。

これらのことを総合して考えてみて、高血圧が尿毒素によって起きるという理論が成り立つという結論を金田は導き出しているのである。

ところが、尿毒素には厄介な問題がある。

尿毒素の多くは血液中でタンパク質（アルブミン）と結合しているために、測定自体が困難だというのだ。しかも測定できる尿毒素があるにせよ、非常に高額な費用がかかるため、日常的に測定できるというものではないのだ。

「実は多くの重要な尿毒素が測定できないんですよ。そこが最大の問題なんです。頭で考えてもわからないし、我々の手に負えるものではない」

と金田が言うように、尿毒素研究の分野はまだまだ未知の領域であるといえよう。

尿毒素の研究はヨーロッパにおいて進んでいて、二四の欧州の研究機関で構成されるEUToxがあり、定期的に世界中の論文を集めて発表している。

二〇〇三（平成十五）年までに報告された尿毒素の数は九〇あり、二〇〇七（平成十九）年に一四、二〇一二（平成二十四）年に五六が追加された。このうちタンパク結合性尿毒素と呼ばれるものは二五あるとされ、毒性が強く、炎症、代謝障害、心血管障害などを起こす。二〇一八（平成三十）年に、この中でも毒性の高い六つのタンパク結合性尿毒素が報告されており、タンパクとの結合率が高くなるほど、透析時間を長くしないと除けないのである。

つまり、通常の四時間透析より八時間透析のほうが除去率は高く、除去量も多いということになり、かもめクリニックでは血圧の正常化に成功しているのである。

食って食って食いまくれ

「私自身が（長時間透析と自由食によってつくられた）作品です」

と言うのは、先にも書いた、かもめクリニックで働く職員であり、自らもおよそ二十五年にわたり〝長時間透析〟を行っている酒井達哉である。

金田がかもめクリニックにおいて「長時間透析（週三回六〜八時間）＋〝限定自由食〟」を始めたのは一九九八（平成十）年だが、ポジティブな性格もあるのだろう。酒井は長時間透析を実施するという金田の話に飛びついたという。

私が酒井と初めて会った時、ただ単にクリニックで働く方だと思っていたので、のちに透析患者でもあると聞いて驚いた。肌に張りがあり、肉づきもよく、とても透析患者とは思えず、健康そのものに見えたからだ。

「誤解を恐れずに言うならば、一患者として思うのは（長時間透析と自由食は）麻薬ですね。やめられないです。だってどこにいます？　好きなものを食べて、飲んでいいからっていう透析患者なんて。いないでしょ？　でも、『長時間透析と自由食』をしていればこういう作品（自分のこと）ができるわけですから、とにかく食べなきゃダメですよ。透析だけ頑張ってもダメ。医学的な証明がここ（体）に凝縮されています」

ただ、今でもそうだが、食塩制限の呪縛を取り除くのはなかなか大変である。実際、酒井が「長時間透析＋〝限定自由食〟」を始めるという時、母親に、

「明日から先生の言う〝限定自由食〟を始めるよ。何でも食べられるからね」

と宣言したのだが、母親は、

「あんたね、何でも食べたいから嘘ついているんでしょ」

とまったく信じてくれなかったという。

「そういう時代があったんですよ。ほんとの話です」

と酒井は笑ったが、透析患者にとってそれほどセンセーショナルな改革だったのである。

ちなみに〝限定自由食〟というのは、カリウムの摂取量を制限していることを指している。果物などに多く含まれるカリウムの血液中の濃度が高くなると、不整脈が起こり、場合によっては心臓が止まる恐れがある。この状態を防ぐために制限していたのだが、これも二〇一三（平成二十五）年に解除し、〝週三〜四回・一回八時間と自由食〟とするようになった。透析の後半に、反対に低カリウム血症に陥り、不整脈を合併することがあり、その上、実のところはほとんどの患者がカリウム制限を実施してないことがわかったからである。

ＢＭＩはボディ・マス・インデックスと呼ばれ、体重と身長から算出される肥満度を表す体格指数である。

ＢＭＩは国際的な指標として有名で、健康を維持するためには日頃から自分のＢＭＩを把握することが重要なのはよく知られていることである。計算式は体重（kg）を身長（m）の二乗で割ったものであり、数値が二五以上になると肥満傾向にあり、生活習慣病（糖尿病、高血圧など）のリスクが高くなるといわれる。私でいえば体重が六七キロで身長

BMIと死亡の危険度
―血液透析患者と健常者の比較―

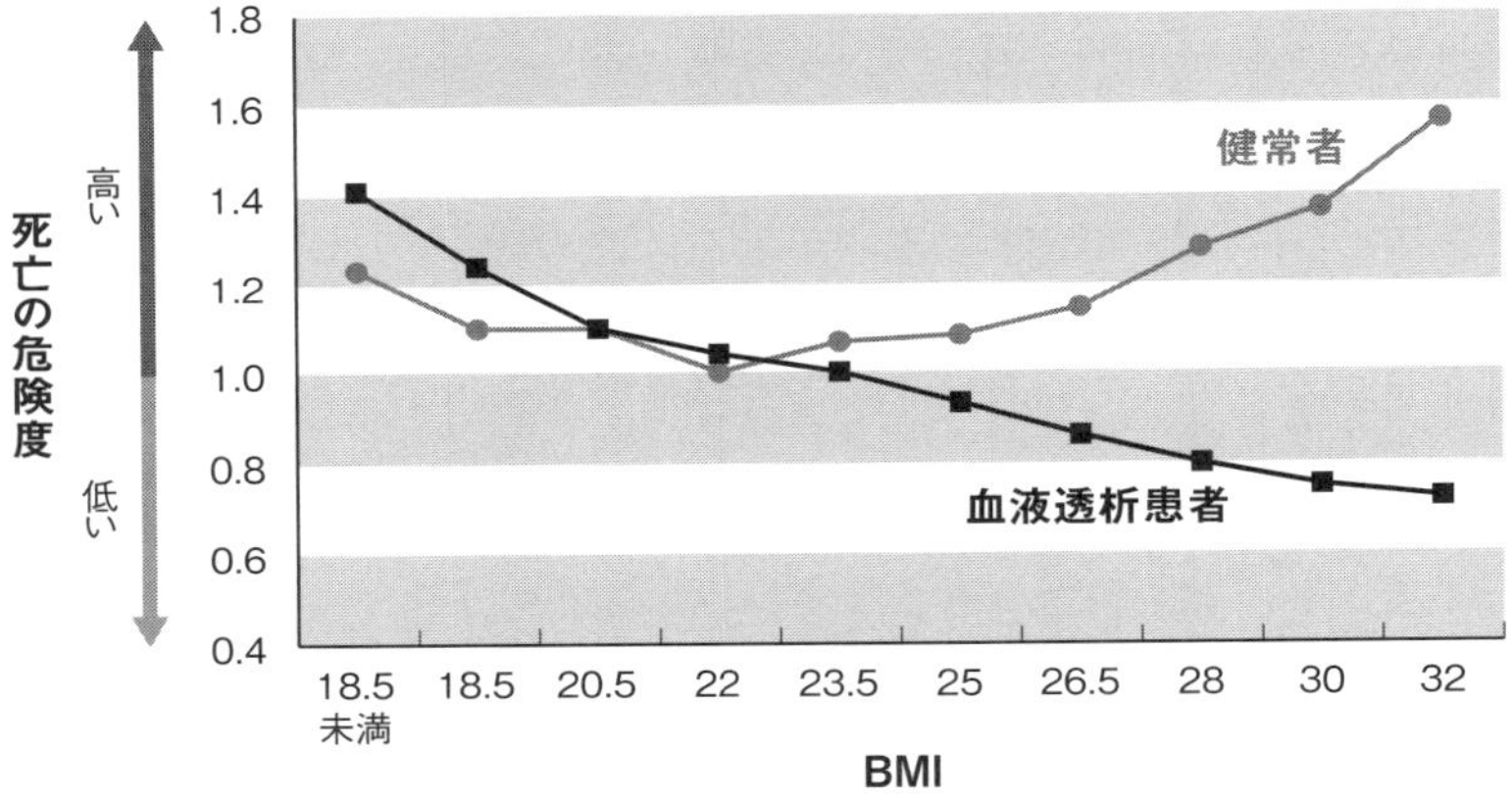

が一七三センチなので、ＢＭＩは二二・三八となり、適正指数の範囲（一八・五～二五）に収まっている。

さて、このＢＭＩは、健常者においては上昇すればするほど死亡するリスクが高くなるのだが、血液透析患者においてはまったく逆で、上昇すればするほどリスクが減少するのである。これはカランタール・ザーデ医師が「ＢＭＩと死亡の相対危険度」という研究結果を発表しているが、それによるとＢＭＩの指数が三二という健常な肥満体の人と同じ指数の透析患者とでは、死亡の危険度が半分以下に減少するという結果を示している。食事（食塩）制限をしない長時間透析は、ＢＭＩを増加させ、栄養状態を改善し、遂には高血圧も正常化し、長期の延命を可能にするのである。

この不思議な逆転現象はなぜ、起きるのか。

〝四時間透析〟の患者は、厳しい食事（食塩）制限により、当然のことながら痩せている。透析期間が長くなるとさらなる体重減少が起こり、栄養失調状態となって皮膚の色が黒ずみ、顔色が悪くなる。その患者が「長時間透析と自由食」に転じると、栄養状態が改善され、後で詳しく述べるように、摂取した食塩と水分の増加による体液量の増加は起きず、高血圧も起きないのである。逆に増加した体重が何らかの病気により減少すると、再び高血圧になるとわかっている。

体重が増加すると、体全体の細胞の容積も増大する。そうなると塩分は増大した細胞、特に筋肉と皮膚（皮下組織）に取り込まれ、過剰な水分も筋肉に取り込まれるのである。よって高血圧は起きないということになる。ところが、「四時間透析と食事制限」によって食事（塩分や水分）が制限されると、痩せて筋肉量も減少し、細胞が増大することなく、行き場を失った塩分と水分は血液中に溜まることになる。つまり、高血圧が起きてしまうのだ。これがいわゆる食塩害悪説に結びつくのである。

ここで金田の〝高血圧＝尿毒素説〟が正しいと感じる。なぜなら、「長時間透析と自由食」によって血圧が正常に保たれているということは、血圧に悪影響をもたらす大小の尿毒素が取り除かれている証でもあるからである。つまり、〝長時間透析〟は、BMIを増加させることによって高血圧を正常化させるという結論となるわけで、逆転現象もうなずけるのである。

しかも、〝長時間透析〟によって尿毒素が取り除かれると、食欲が出て、自由食であることも加わりモリモリ食べて太るという好循環が生まれる。

『かもめ・みなとみらいクリニック』では、外食チェーン店の「大戸屋」から弁当を取り寄せて、医者や看護師と同じものを食べている患者もいる。また、中には深夜透析前に酒を一杯ひっかけてリラックスした状態で透析を行う患者や、深夜透析明けに、電車で千葉の木更津まで行き、干物でビールを飲むという猛者《もさ》もいる。〝四時間透析〟では透析後、よく疲労感や倦怠感、頭痛や吐き気で動けなくなると聞くが、そのような事態は〝長時間透析〟においては考えられないことなのだ。

さらには食事制限がないということは、透析患者のみならず、患者の家族にとっても、また医者や看護師、栄養士、臨床工学技士にとっても、緊張感を緩和し、大変気持ちを楽にさせ、患者とのコミュニケーションを円滑に保てるという効果もある。

試しに透析レシピをネットで検索してもらえればわかるが、気が遠くなるほどの煩雑な計算式などを駆使して厳密にカロリーや塩分、水分を算出し、これを食事のたびに考えなければならないのかと思うとげんなりしてしまう。

だが、食事制限を当たり前のこととして何年にもわたり指導を受けてきた患者にとって、いきなり解除するわけにはいかない。人間は長年擦り込まれた習性というものを一八〇度転換し、変革するにはかなりの抵抗を覚える。実際、他の透析施設からかもめクリニックに転院してきた人たちは、金田の「どんどん食べて太りなさい」という自由食の指示に対し、「あり得ない」「信じられない」という驚きの表情を見せる。心から信用して自由に食べるまでには数年かかるという。

酒井の積極姿勢は異例なのかもしれない。塩分と水分制限は必須であると信じ切っている患者にしてみれば、いくら科学的根拠を示されたからといって、一八〇度価値観を転じろというのは相当難しい話である。よその病院から転院してきた患者ならなおさらだ。実際のところ、かもめクリニックに来院してすぐに信用する患者と制限を解除できない患者とが半々くらいだと金田は言う。

「ここに来られて食事を制限なさっている方は、まだ半分くらいいるんじゃないかな。完全に解除されたなというのは、目に見えて太ってくることですよ。太っておられない人は制限されている。僕は、無条件に食べられるというのは筋肉があるからできるんですよって、失敗した時に初めて患者さんに言うんですよ。そうしないと、最初は複雑なことを言ってもわけがわかんないでしょ？　これはダメだとか、何パーセント制限しなさいとか。実はできないんですね。やるとするとオール・オア・ナッシングで、とことん制限するかしないかっていう選択しか実はないんですね」

〝四時間透析〟の場合は塩分と水分の制限を厳密にされる。命に関わるともなれば、患者も必死にそれを守ろうとする。さらに厳格に制限してしまうかもしれない。すると、どんどん栄養失調状態になっていくのは必然だ。

だが金田はこむずかしいことを言わないで、ただ「食べなさい」とだけ言う。食べると動いて筋肉がつく。のちに詳しく書くが、筋肉は塩分を吸収する大きな貯蔵庫の役割を果たしている。しかし、医学的な説明をする前に実際に太らせて、体が快適さを覚えればそれでいいというのである。

「（難しいことを）何も言わないで食べなさいっていうのは、早く食べて今までの制限のくびきから解放してあげて、精神的に解脱《げだつ》して、食べるということです。食べると体が動いて筋肉ができるんですが、そのことをいちいち言ってもしょうがない。中にはですね、結局、食べることを忘れて仕事してる人が痩せちゃうんです。これが厄介なんです。透析によって失われるエネルギーがいかに大きいかってことなんです。だから、透析患者さんは普通の人と同じように食べて、さらに透析で失うエネルギーの分まで食べなくちゃいけない。食って食って食いまくらないといけない」

と言って金田は笑い飛ばす。

さて、ここでかもめクリニックに転院して十八年を経た患者の経過を具体的に紹介してみたい。

その患者は転院して「長時間透析と自由食」を開始した時、四十一歳だった。六時間・七時間を経て、八時間透析を始めて十五年ほどになる。当初は塩分摂取量を七グラム以下に抑えていたが、三年目あたりから自由食によって上がり、一四～一八グラムをキープしているが、血圧は九〇～一二〇の間で推移している。五錠ほど飲んでいた降圧薬も三年目あたりからゼロになっている。六五キロ以下だった体重は実に八〇キロ前後まで増えている。ちなみに、患者の健康時の体重は八二キロであった。体重が八〇キロ前後まで増えたということは、健康時の体重に近づいたということで、異常に肥満になったというわけではないのだ。

この患者に代表されるように、他にも多数の患者が自由食によって血圧を安定させ、健康的に暮らしているのである。

金田がとにかく「食べて太りなさい」と指示を出すのは、当然のことだといえよう。

塩分の謎

ＪＳＤＴの『維持血液透析ガイドライン・血液透析処方』によると——〝一日あたりの推定食塩摂取量（g）＝週あたりの総体重増加量（kg）×八・二÷七〟として、一日の推定食塩摂取量を計算するという。

透析施設のホームページなどを見ると、中一日で体重の三％以内に総体重増加量を抑えるようにとか、一日の体重増加量については一キロを目安にしなさいなどと書いてある。

例えば一回あたりの透析で二キロ増えて、週に三回やったとすれば総体重増加量は六キロとなる。これに八・二をかけると四九・二となり、七で割るとおよそ七グラムとなるわけである。

七グラムといえば、ラーメン一杯でも楽に到達する量だ。だからスープを飲むなという話になる。味噌汁にしても具だけ食べろとか、醤油やソースはかけて食べるのではなく、つけて食べろといわれている。

透析患者だけの注意ではない。一般的にも、とにかく塩分の摂りすぎは高血圧の原因になるから減塩しろという。スーパーに行っても減塩商品が数多く並んでいる。先にも書いたが、自治体を挙げて減塩を奨励し、運動に取り組んでいる地域もある。

かくいう私も、血圧がやや高く、減塩に取り組むようにと、かかりつけ医から言われている。

誰も疑わない厳然たる事実として、塩分の摂りすぎは体に悪いと受け止められているのだ。

だが、これまで触れてきたように、金田の話や様々な研究報告からするとやや疑わしい気持ちにもなってきた。

ちなみに、かもめクリニックでは、「長時間透析と自由食」によって患者の体重はだいたい一回で四～五キロまで増加する。平均して三キロだとして週に三回、九キロの増加、先の計算式で一日あたりの食塩摂取量を出すと、およそ一〇・五グラムとなる。少なくとも一〇グラムを下回ることはないという。それでも先に説明したメカニズムにより、高血圧状態にならないのである。ただし、降圧薬の服用率は、完全に中止した患者が約五〇％で、減少傾向にあるものの、これについて金田はまだ道半ばだとしている。

取材中、金田は実に面白い研究報告を見せてくれた。

それは二〇〇〇（平成十二）年に発表された、ドイツ人医師の研究報告だった。

対象は透析患者ではなく、健康な成人男性六人（平均年齢二十四歳）である。この六人にまず一日あたり一三グラムの食塩を八日間にわたって摂取させた。続いて同じ六人に、二六グラムの食塩を八日間摂取させ、さらには三九グラムの食塩を八日間摂取させた。

この結果、どうなったか？

食塩摂取量の増加に伴い——

1　総体塩分量は増加したが、総体水分量は変化がなかった。
2　細胞外液量、細胞内液量、血圧、体重には変化がなかった。

という結果となったのである。

つまり、塩分を過剰に摂取しても、血圧や体重には影響がないということになる。

金田は言う。

「今までの常識はですね。ナトリウム（塩分）を摂ると喉が乾いて必ず水を飲む。ナトリウムが増えるということは、水も増えるから体重も増えるというのが常識だったわけですね。また過剰に食塩を摂れば、血液の中に入って水も増えるから、それで血圧も上がるというのも常識だったんです。ところが、このナトリウムが体の中で増えても、血圧も体重も増えない。だから水にくっつかないナトリウムがあるっていうのが、私の言いたいところなんです」

従来の考え方だと、腎臓が単独で過剰な食塩を処理していたがために、高血圧や体重の増加につながったという〝腎臓単独説〟が常識だった。ところが二〇一〇（平成二十二）年からどんどん新しい事実が発見され、最近の考え方では腎臓だけではなく他の臓器（皮膚、血管内皮細胞など）でも処理されるという〝腎臓＋他の臓器説〟が有力となってきた。

金田はさらにこう説明する。

「二〇一〇年代にどんどん発見されていったんですけど、結論から言うと、過剰なナトリウムは、実は皮膚とか、筋肉とか、赤血球とかにくっつくんです。これがわかったんですね。だから、痩せて筋肉の少ない人、皮下の組織の少ない人、赤血球が低い人には効果が出ないんです。もともと食塩を制限している人では、効果が発揮しにくいということなんです」

先に書いた〝長時間透析〟を実施し、一四～一八グラムもの食塩を摂り続けていながら、高血圧にならなかった患者のデータが、金田の言葉を裏づけている。もちろん、かもめクリニックにおける多数の患者のデータにおいても、そのことが実証されている。

つまり、「長時間透析と自由食」によって栄養状態が良くなり、太った患者は筋肉や皮下組織、赤血球が多くなり、そこに塩分がくっつくために高血圧にならないのである。

ヒゲが救世主になる

次に金田は、非常に画期的で重要な話として、皮下に生える〝ヒゲ〟について語ってくれた。専門的には繊毛《せんもう》と呼ばれるのだが、その形状からわかりやすく金田はヒゲと呼んだ。このヒゲは〝グリコサミノグリカン（ＧＡＧ）〟と言い、皮膚の真皮層の中でヒゲのように伸びてナトリウム（塩分）をくっつけて貯蔵する役割を果たしている。

このＧＡＧ（ヒゲ）は、例えばサケの頭の先端部にある〝氷頭《ひず》〟と呼ばれる部分に豊富に含まれている。氷頭は新潟県や福島県などの寒い地方で、なます料理や炊き込みご飯といった調理をして、一般に食べられているという。

ＧＡＧには――

① コンドロイチン硫酸
② ヘパラン硫酸
③ ケラタン硫酸
④ ヒアルロン酸
⑤ デルマタン硫酸

といった種類がある。

GAGの特徴をまとめると、次のようになる。

その構造は「皮膚（皮下組織）、血管（内皮細胞）、赤血球、筋肉、骨、軟骨などの、主として結合組織（全身の器官や組織の間を埋めてつなぎ、体を支持する）などに存在する『多糖類（大きな炭水化物分子）』である」とされている。

また、GAGは陰性荷電の性質を有し、陽性荷電のナトリウムと電気的結合をする。つまり、GAGは塩分（ナトリウム）を電気的力によって、これらの臓器にくっつける性質があるといえる。

機能について、ドイツのティツエ医師らの論文（二〇〇四〈平成十六〉年）によると、摂取したナトリウムが皮膚のGAGに〝水を保有しないナトリウム〟として貯蔵され、

〝高血圧を起こさないナトリウム〟と報告されている。

また、二〇〇三（平成十五）年には、低タンパク食による栄養失調で皮膚のＧＡＧが減少することが報告されている。

ティツエ医師の論文では、ナトリウムは〝二つの顔〟を持っているとされ、

① 高血圧を起こすナトリウム＝浸透圧作用により水を保有する。

② 高血圧を起こさないナトリウム＝ＧＡＧと電気的結合をし、水を保有しない。

と説明されている。

つまり、ＧＡＧが多くのナトリウムをくっつけて水分を保有しない状態にすれば、高血圧を起こさないという結論になるのである。これは健常者の話であるが、〝長時間透析〟患者のデータはそれを実証しているといえよう。

さらには、「ＧＡＧの増加と減少についての報告」（二〇一五〈平成二十七〉年）によれば、

1．ＧＡＧの増加（健康な状態）

グリコサミノグリカンの構造

血管のグリコサミノグリカン

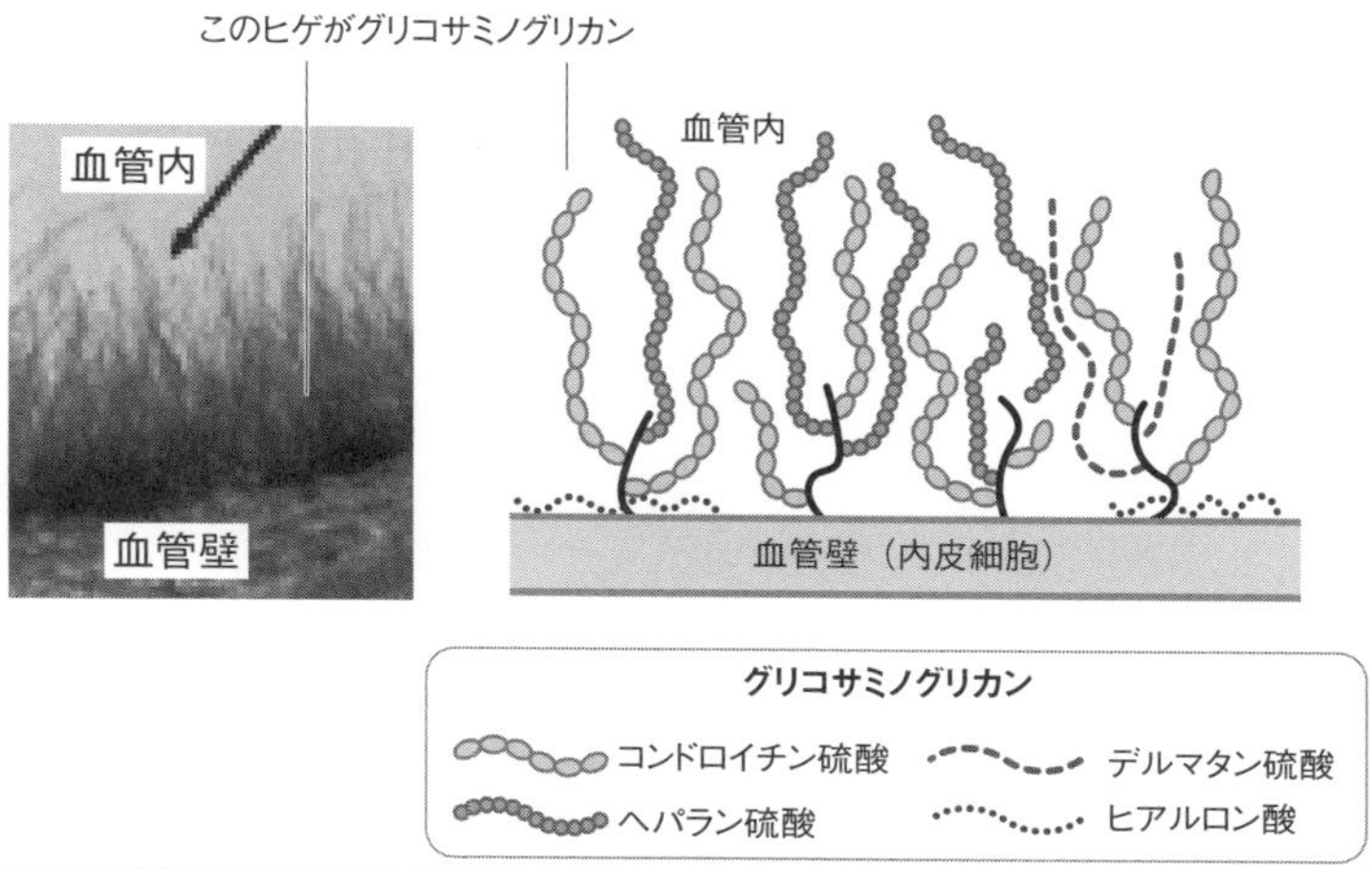

赤血球のグリコサミノグリカン

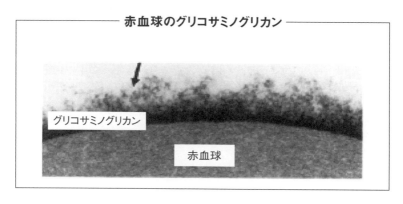

グリコサミノグリカンの働き

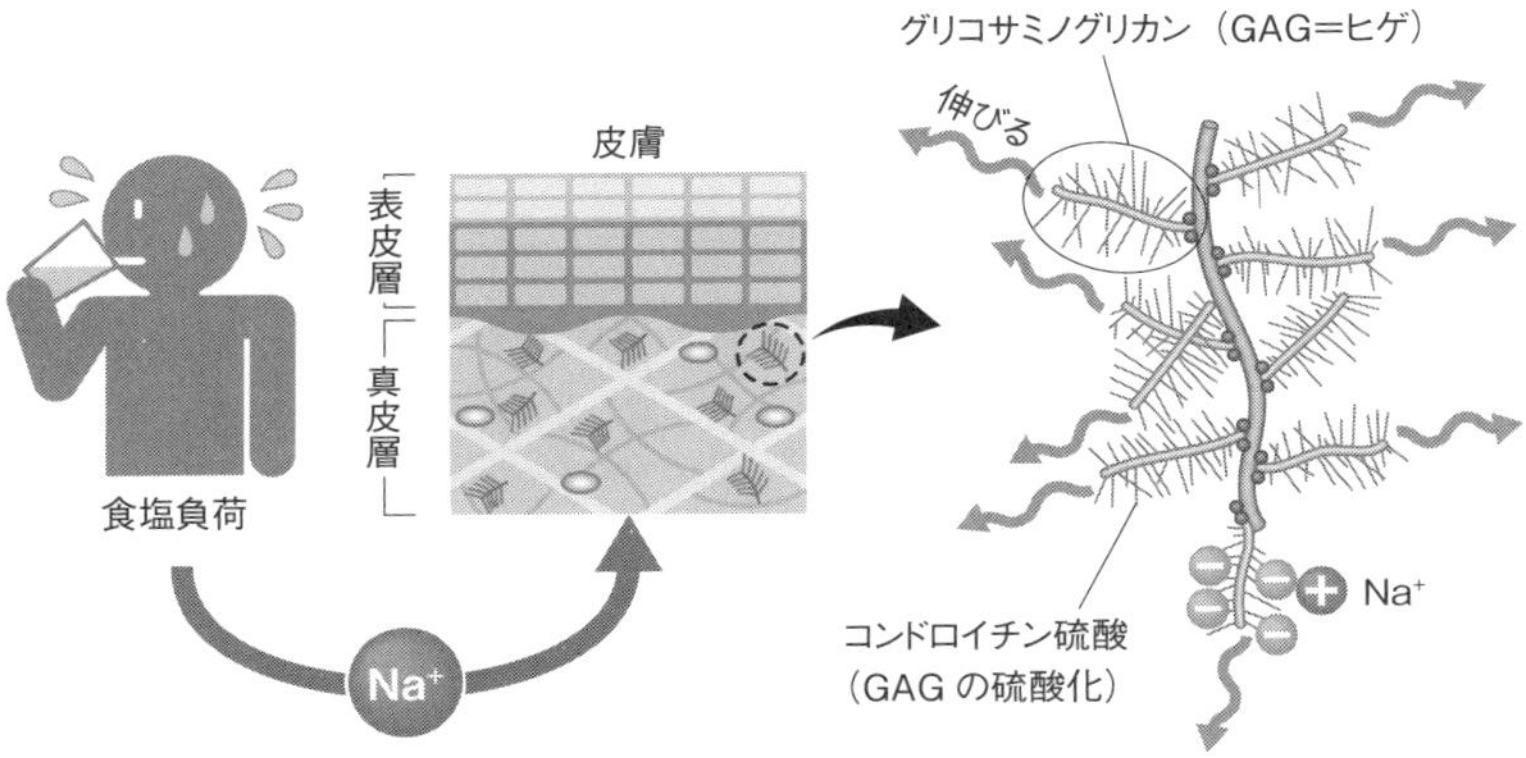

皮膚におけるナトリウムの貯留

①　血液中の「アルブミン（可溶性タンパク質の総称）が増加する」状態である。

②　食事性の「慢性の食塩負荷」がある。

③　病気の治癒期になる。

2．GAGの減少（病的な状態）

①　血液中の「アルブミンが減少する」状態にある。

②　食事性の「慢性の高度の食塩制限」をしている。

③　病気の活動期になる。

ということになるのである。

これらの報告によって、「長時間透析と自由食」は健康な状態を保ち、「四時間透析と食事制限」では病的な状態に陥りやすいとい

健康な状態と病的な状態との比較

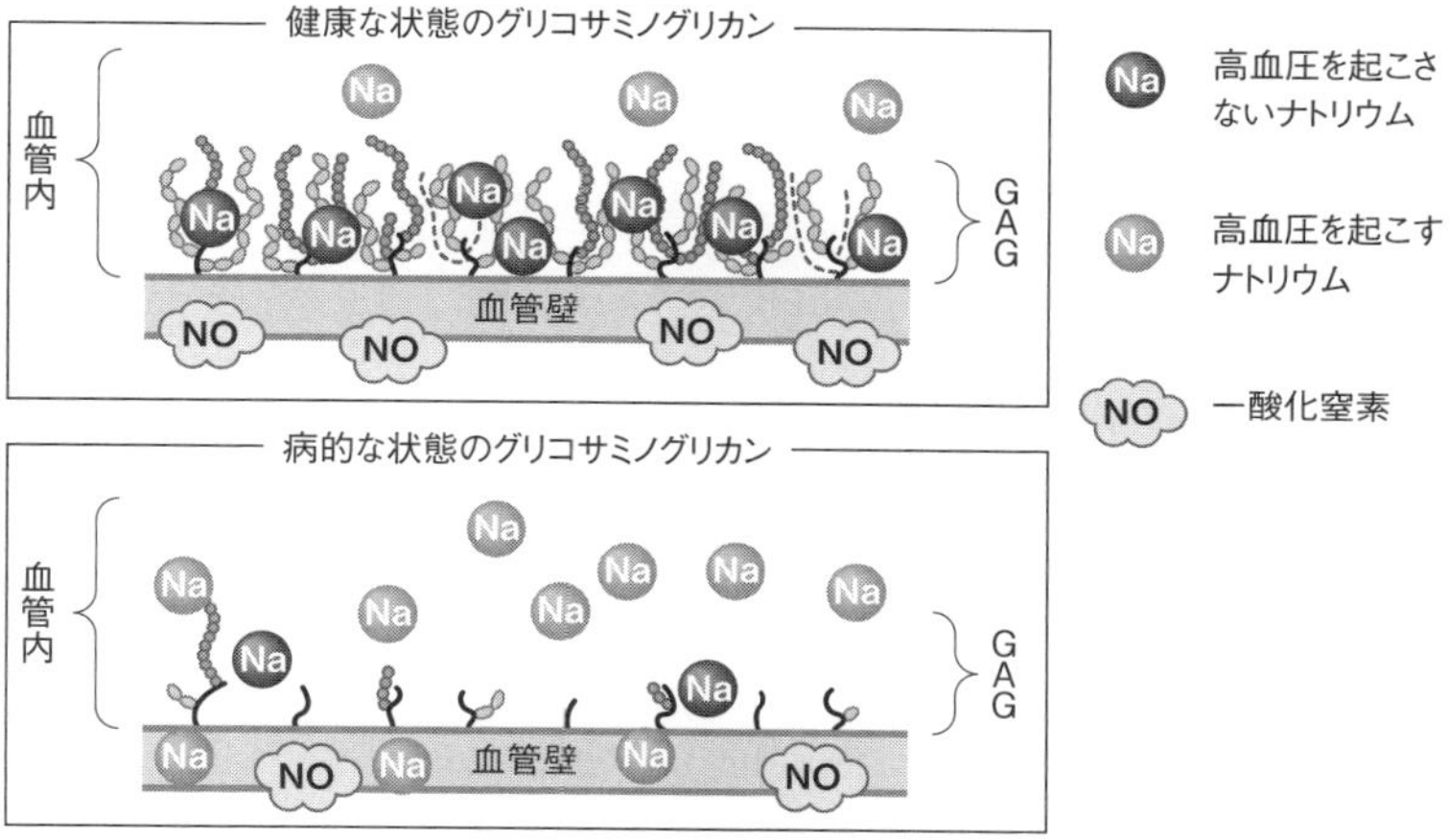

うことがわかる。

さらに、血管内皮細胞から出る一酸化窒素は外側の血管平滑筋を拡張させる作用があるという。血管の拡張に加えて多くのナトリウムをくっつければ、血圧が下がるというメカニズムなのである。

「食事制限をして、栄養状態を悪くしてナトリウムをとことん制限すると何が起きるかというと、ヒゲが減ってくるんです。ヒゲが減ると血管の中にナトリウムがたくさん集まります。そうなると、ナトリウムが（血管を覆う）血管内皮細胞で障害を起こし、一酸化窒素が減っていくんです。そうなるともちろん高血圧の人は下がりません」

と金田は言うが、ヒゲのメカニズムは、先に書いたシャラ博士も知らなかったという。

ところで、これほどの画期的で確かな説が、どうして世の中にほとんど浸透しないのか
と私などは疑問に感じた。それを問うと金田は、

「これ（ヒゲ）を発見して研究したのが薬学部の先生なんですよ。だから、腎臓や透析の専門家はこういう現象にはあまり興味がないんです。まだ臨床的に転用してとまでは考えていない。僕はこれが出て、ああとうとう来たか！　ってな感じがしたんですね」

高血圧の原因が尿毒素にあるという金田だからこそ、腑に落ちた報告なのだろう。そもそもガイドラインを忠実に守り、常識とされる食塩説を前提としていては、アンテナにも引っかからないのかもしれない。

それにこの説はまだ新しいので、余計に疑いの眼《まなこ》で見られると金田は言うのである。ただ、これで少なくとも、かもめクリニックが行っている「長時間透析と自由食」の正しさがより補強されたと自信を抱いたのだった。

金田の話では、とにかくこのヒゲを増やせばいいということになる。

「ヒゲを生やすためには、アルブミンが増えなくちゃいけない。栄養状態を良くするということですね。ヒゲをたくさん生やすとナトリウムがたくさんくっつくよってことです。慢性的に高食塩を負荷し続けるとヒゲが際限なく出てくる。日頃一三グラムと多めに摂っていたほうが、もともとヒゲが多く生えているんだと。それを二倍・三倍にしても、ヒゲ

がどんどん生えてくるから血圧を上げる暇がないんです。ところが食塩を厳しく制限し、ヒゲを生やさずにうんと少なくしていると、食塩を負荷するとヒゲにくっつくより水とくっつくナトリウムが多くなっちゃう。だから血圧が上がるんだという話です」

むしろ食塩を「積極的に摂りなさい」ということになるのだが、そこにはやはり常識の壁が立ちはだかる。

「とにかく健康というのは食塩を制限することにつながるということで、高血圧の話で食塩（という言葉）が抜かれたためしはないです。それがみんな間違いだよってことで、これが面白い話なんですよね。（ある程度の年齢になると塩分とコレステロールの問題はよく言われますが？）だから、お年寄りなんかどんどん痩せていくじゃないですか。一番大事なのは筋肉ですよ。まずは筋肉だけは保たなくてはいけません。筋肉量が増加すると、皮膚が伸びるじゃないですか。そうすると皮下にナトリウムがたくさん入る。だから、千代の富士（筋肉の鎧《よろい》をまとっているといわれた昭和の大横綱）を目指せって言ってるんですよ。筋トレやってね。筋肉が勝負なんですよね。患者さんにも『食べなさい、筋トレやりなさい』と勧めるんです。ただ『長時間透析と自由食』の場合は、体が勝手に動きますから筋力もつくんです」

このヒゲの話を聞くまでは私も〝高血圧＝食塩説〟信者であったのだが、目から鱗《うろこ》が落ちるとはこのことであった。ただし、私にしてみても、高血圧になってからはいまだに食品の塩分を気にする習性がなくならない、というか、つい気にかかってしまう。透析患者はともかく、やはり健常者が塩分の呪縛から解き放たれるためには、今しばらくかかりそうだというのが現実的なところだろう。

「長時間透析と自由食」の平時と有事

ここで、具体的に長時間透析の患者がどのように一日を過ごすのか、書いてみたい。患者の動きを具体的にすることで、これなら自分でもできそうだと、〝長時間透析〟の導入を考えておられる方の参考になれば幸いである。ちなみに左図は、かもめクリニックのホームページによるものである。

このようなサイクルで実施されるが、あくまでサンプルなので、個々の事情に応じて行われることになる。こうしたスケジュールを参考に、これまで書いてきた「長時間透析と自由食」のメリットを加味してイメージしていただければ、リアルに「長時間透析と自由

長時間透析のタイムスケジュール

日中の透析

70代男性。週3回、月・水・金曜日に長時間透析を実施。

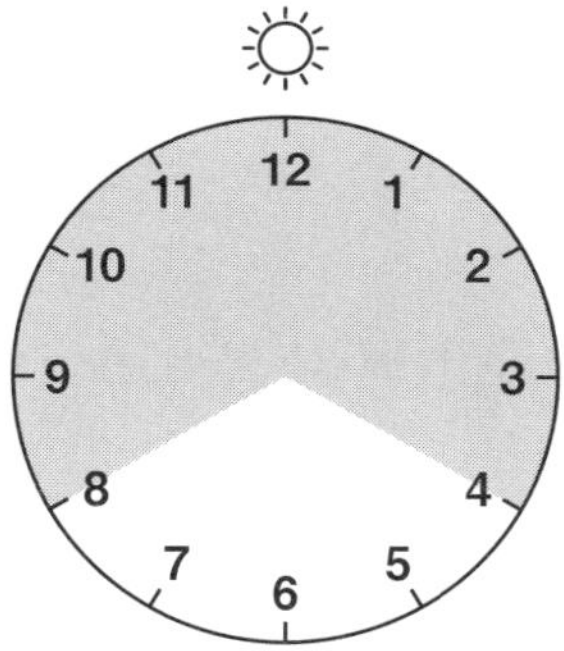

6:00　起床。いわき市にある『かもめクリニック』の送迎車を利用してクリニックに向かう。

7:45　クリニックに到着。透析前の体重や血圧などを測定する。

8:00　透析開始。

12:00　医師の回診があり、体調のチェックをし、昼食を摂る。

16:00　透析終了。透析後の体重や血圧などを測定する。その後同じ時間帯に終了した患者たちと談笑しながら、再び送迎車に乗って帰宅する。

18:00　夕食を摂る。

21:00　21時に就寝。

オーバーナイト透析

50代男性。週3回、月・水・金曜日に横浜市にある『かもめ・みなとみらいクリニック』で長時間透析を実施。

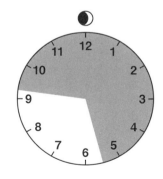

19:30　仕事を終え、職場から直接クリニックに向かう。

20:00　クリニックに到着。透析前の体重や血圧などを測定する。

21:00　院内で夕食を摂り、シャワーを浴びる。

21:15　透析開始。

22:00〜　医師の回診。

23:00　消灯。就寝する。

5:30　透析終了。シャワーを浴び、出勤の身支度を整える。

6:00　体重、血圧などを測定後、そのまま出勤する。

るといえよう。

食」の有効性がわかっていただけるかと思う。要は患者自身の覚悟とやる気にかかってい

さて、こうした平時はともかく、災害などの有事に対する危機管理はどうなっているのかという不安もあるかと思う。なぜならそうした場合、必ず弱者にしわ寄せがいくからである。実際にかもめクリニックでは、東日本大震災とコロナ禍という、大きな二度の災禍を経験している。

大災害が起きた場合、透析可能な施設が減る可能性がある。かもめクリニックでは東日本大震災が発生した際、透析を求める多人数に対応するため、既存の〝長時間透析〟の患者の了解をとった上で、一時的に〝短時間透析〟を実施した。この時、食事制限は必要となる。

また、コロナ禍の際は患者の多くが罹患したが、かもめクリニック四施設のうち、新型コロナウイルスで亡くなった患者は、約四二〇人のうち一人だった。いわき市の施設ではクラスターまで発生したが、直接的原因で亡くなった患者はゼロだったという。

透析会誌（日本透析医学会雑誌二〇二二年二号）によると、二〇二一（令和三）年十二月二十三日時点で、累積感染透析患者数二六七六人に対し、死亡した患者数は四二三人（致

死率一五・八）であった。この数字を見ても、「長時間透析と自由食」患者の死亡者数がいかに少ないかということがわかる。

こういう非常時に役立ったのは、〝長時間透析〟によって培《つちか》われた患者の体力だった。ある患者は東日本大震災における避難生活中、何とか三時間透析を受けることができた。血圧が上昇し、降圧薬を服用しなければならなかったが、違った環境で体調を崩す被災者が続出する中にあっても、

「私はふだんからしっかりと食べて体力をつけていたので、何とか乗り切ることができました」

と言い、さらには〝短時間透析〟から再び〝長時間透析〟に移行した際には、

「その時は久々に体がスッキリしました。八時間透析の効果をあらためて実感した瞬間でしたね」

と喜びを語っている。

まさに〝長時間透析〟の面目躍如といったところであろうか。

ガイドラインを否定する

「長時間透析と自由食」を始めて二十五年、金田の目の前でバタバタと患者が死んでいったという状況はどうなったのか？

結果から書くと、死亡率は全国平均からすると半分以下に減っている。ちなみに一九九九（平成十一）年～二〇一六（平成二十八）年の死亡率を比較すると、ＪＳＤＴ統計調査による全国平均は九・六％に対し、かもめクリニックは四・七％であった。『かもめ・みなとみらいクリニック』に限っては、七十歳以下の比較的若く仕事をしている深夜透析患者が、総患者数約一二〇人中五〇数人と約半数近くを占めていることを反映し、開業してからこの十六年間で二～三％と、全国平均の四分の一から五分の一くらいになるという結果である。

死因第一位である高血圧性心不全を見れば、三分の一近くまで減少させることができている。かもめクリニックの患者では、一番長く透析を続けている例は五十一年であり、ちなみに先に書いた酒井の透析歴は、〝五時間透析〟〝長時間透析〟を合わせると三十五年にもなる。

「腎臓がなくても（長時間透析と自由食を受ければ）人間は生きられるんだという典型的な例ですね」

と、金田は感慨深く言う。

しかもつらい制限食ではなく、どれだけ飲んで食べてもいいという、ストレスフリーの自由食によってこの成績を生み出しているのだから、もう〝長時間透析〟しか選択する余地がないのではないかと感じるのだが、必ずしもそうとはいえないようである。

大きなネックの一つとなるのが、やはり透析時間の長さであろう。一般的な透析が四時間なのに対して八時間、人によっては十時間ともなれば、どうやって時間をやりくりするのかという問題・不安が、まずのしかかってくるのではなかろうか。仕事や家庭を持っていればなおさらのことである。

具体的な患者それぞれの事例は、第三章にて紹介したいと思う。その前に〝長時間透析〟歴二十五年以上という猛者、酒井の場合はどうだろうか。彼は今、十時間透析を週に三回実施している。私は最初、施設に勤める職員なのだから、透析をする時間も配慮・優遇されているのではないかと思っていた。だが、フレックスタイム制は利用しているものの、他の職員と同じようにきちんと八時間働いた上で〝長時間透析〟を行っている。もちろん、金田をはじめとする他の職員たちの理解の度合いはあるだろうが、特別に配慮してもらっているわけではない。逆にいえば、職場や家庭の理解があれば、〝長時間透析〟は日常的治療行為として可能だということであろうか。

「患者さんご自身も、自分が働いている会社（や家庭）と、どこかで折り合いをつけるとか、何とかしないと時間ってつくれないですよね」

と酒井は言うが、これは透析に限らず、広義にいえば、子どものためとか介護のためとかという、生活の中での時間のやりくりに他ならないのである。つまりは会社や家庭といった社会全体の理解があれば可能だということになる。

金田は言う。

「（社会全体が）余分にやれる状況というのをつくらないといけない。そういう社会環境に変えていかなくちゃいけないと思うんです」

こうなってくると、余裕もなく、時間に追われて働いている状況そのものの変革の問題であり、ただ単に〝長時間透析〟だけに限った問題ではないという気がする。

それにしても、どうして「四時間透析と食事制限」がスタンダードなのか？

金田の話では明確な答えはないという。ただ、金田は、「四時間透析と食事制限」をスタンダードにしたいくつかの論文のうちの一つを挙げた。

一九八五（昭和六十）年に透析専門誌に当時の権威である数人の医師たちが連名である報告をした。それによると――一回三・五時間、週三回の夜間透析を受け、五年以上を経験した患者一六人、すべて男性で、年齢は三十～六十歳、平均年齢は四十四・四歳であった。その治療結果は、二人を除く一四名がフルタイムの仕事に従事し、ほぼ完全な社会復帰を果たしたというのだ。

だがこれは若年者で短期間の観察であり、社会復帰を優先した研究である。スタンダードとして求められるのは、長期間の延命を重視した研究でなければならないと、金田は強調する。

このように、四時間というのも厳密な根拠によるものではなく、四時間以下にすると水分が十分に抜けないので死亡リスクが高まるといった程度の根拠でスタンダードになり、金田の言葉を借りれば「あっという間に（四時間透析と食事制限の）ガイドラインができた」というわけなのである。

このガイドラインは医者の勉強をする時も、医者になってからも、従うべき指標・基準となっている。エビデンスなどに基づき、最良と考えられる検査や治療の方法がここに書かれているわけである。意思決定する際に判断する材料として利用されるというのだが、研修医などがこれを逸脱すると厳しく叱責《しっせき》される。言い換えればガイドラインさえ守っていれば医療ミスや問題が起きてもガイドラインに書かれていることをやっただけだと、免罪符のようにもなりかねない側面がある。いわば医療におけるバイブルともいう存在なのだろう。

ところが、金田はそのガイドラインを無視して〝長時間透析〟を始めたのだ。

「日本はガイドラインドクターばっかりになっています。だから、いかにガイドラインを否定するかというのは、これはもう異端児ですよね。僕は異端児の最たるもんですね」

と言って金田は笑う。

金田によると、日本透析医学会のガイドラインはある面では大変良くできていると評価している。しかし、透析患者の生命予後を左右する「高血圧・栄養・リン・食事療法・筋肉の役割」などに関しては、検討すべき余地が大きく、ガイドラインを盲信すべきではないと言う。臨床の現場の医師はガイドラインを〝参考にして診断・治療するという姿勢〟については大事であるものの、一方では〝疑いと批判的な姿勢〟を持つことも必要不可欠だというのである。

ただ、現実問題として四時間透析をやっている人にとっては、八時間透析と聞くと「とんでもない」と感じる人がいるのは確かである。長時間束縛されるという精神的苦痛もあるようだが、それ以上に肉体的苦痛が耐え難いだろうという憶測が大きい。

「長時間透析と自由食」を始めた頃、金田が講演に呼ばれて〝長時間透析〟について語った際、聴衆の透析患者から「ミスキャストだ！」と抗議の声が飛んだという。その患者にしてみれば、「四時間透析と食事制限」ですら終わったら倒れ込むほどぐったりしてつらいのに、倍の八時間とは何ごとかと訴えたかったのだろう。

先にも書いたが、「四時間透析と食事制限」においては、よく疲労感や倦怠感、頭痛や吐き気で動けなくなるという。食事制限をして栄養状態を悪くした上で高効率を求めて血流を速くすると、栄養状態が悪いからどうしても疲れてヘトヘトになる。さらには大切なアミノ酸までもが排出されてしまう。

ところが、これは当然といえば当然なのだが、〝長時間透析〟においては食事制限がない上に血流を遅くしているので、疲労感もないわけである。ちなみに一般の透析の血流量は二〇〇㎖／分以上だが、かもめクリニックではそれ以下で実施している。十時間透析の酒井に至っては一二〇～一三〇㎖／分であり、いかに遅いかがわかる。

ならば〝長時間透析〟のコストパフォーマンス、費用対効果が悪いのかといえば、そんなことはまったくないという。一見すれば〝長時間透析〟をやると医者や看護師、スタッフなどの人件費が嵩《かさ》み、経営を圧迫するのではないかと思うだろう。ましてや通常は透析回数週三回のところ、人によっては週四回実施しているかもめクリニックでは、保険適用されない分は金田の〝持ち出し〟によって賄われているのである。

実際、〝長時間透析〟をやるにあたっては、当初は施設内においても、それでは利益が出ない、赤字を危惧《きぐ》する反対の声が一部の職員から上がったという。だが金田には勝算があり、それを貫いた。

「実は患者さんが死なないということが、経営の根幹なんです。それは（長時間透析と自由食を）やったからわかったわけです。やらないとわかりませんよ。やった人間でないとわからないような、そういう（未知の）世界なんですね。それをいくら説明してもやらない人にはわからない。何度説明しても（長時間透析と自由食における）経営のことはわからないんです。週四回もやって赤字出してどうすんだって話になります。（短期間では）おっしゃる通りですよ。だけど、実は（長期間では）やってみるとそれでやっていけるんですね。これはやった人間じゃないとわからないんです」

と金田は言い切った。

ここに、常識にとらわれない金田の思考の真骨頂がある。

常識にとらわれる人間は未知なる世界に怯《おび》え、リスクを回避しようとする。そういうことをやってはダメだという大多数の常識にとらわれるあまりに、本質が見えなくなり、ただ誰もやっていないから失敗するはずだという幻想に縛られる。やってもいないのに、さもやったかのように机上の空論をまくし立てる。だが金田は本丸である本質を見据えているので、常識にはとらわれないで己を貫くことができるのである。

書くまでもないが、その本質とは経済でもガイドラインでもなく、〝患者を死なせない〟ことに尽きる。

だから金田の言葉はブレないし重く、説得力があるのである。

だが、人間は弱い生きものだ。多数になびいて寄りかかることで安心する。だから大企業に入り、団体に入り、集団を作り、群れる。ほとんどの人間がそうして自己保身をして、安心して生きていけるのかもしれない。気持ちはわかるが、こと医療の世界においてはそれが正しいことではないと、金田を見ていて考えさせられる。

医療の中心に絶対的に存在するものは、患者の命を守ることだ。多くの会社のように、効率良くお金を稼ぐことではないのである。

だが、そんな金田も日々、どうなるかわからないという危機感、緊張感に晒《さら》されているという。

それなのに挑戦をやめようとしないのは、己のことより他者の命の救済に、その身を捧げているからと言ってもいい。

一人の医者として、楽して生きようと思えばいくらでもできるのに、金田はそれをやらない、というかその発想がないのである。

私が興味深く感じるのは――もちろん「長時間透析と自由食」の有効性を実証する研究成果を得る、明確なエビデンスを示すという本丸は大事だが――それとともに常識を覆す金田という一人の医者、というより一人の人間が、周囲の人々に良き影響を与え、社会を変革していくという現実である。

実際、「長時間透析と自由食」を受けている患者たちの中心にある存在は、紛れもなく金田自身である。金田は中心に患者を置くが、患者は金田を中心に置いている。それはコミュニケーションのあり方一つとっても明らかだ。

金田の人格、人間としての力がそれをさせるのだが、彼は「孤軍奮闘です」と笑顔で言う。とはいえ、その根本に尋常ならざる努力と忍耐を有していないと到底やり遂げられないに違いない。一見、朗らかで穏やかに見える金田の心の奥底には、強靭な意思が潜んでいるはずだ。

私は本来の生業《なりわい》として、劇映画やドラマの脚本、小説を書いている。それらの作品の中心には必ず興味深い人間の生き様がある。本書はノンフィクションではあるが、フィクションのような金田浩という常識破りの医師がどうやって生まれたのか、その生き様が知りたくなった次第である。

第二章

孤高の人

思い立ったら命がけ

「僕は（自分が）医者だとは思っていません」

と金田が言った瞬間がある。

ガイドラインを守らないで患者から訴えられたら、必ず負けるという話に及んだ際に出た言葉である。ガイドラインを無視して〝長時間透析〟を行うのは、決して楽な道ではないが、楽観はしているという。なぜなら金田の目の前で現実に、患者が元気になっているからである。これを目の当たりにすると一番勇気が出るというのだ。

「最大の味方は患者さんなんです。だから、僕は医者だとは思っていません。患者さんを味方にするってこれ最高じゃないですか。僕は訴えられて潰されても、やっぱりまた救われると思っているんですよ」

と金田は語り、さらに笑いながらこう言い放ったのである。

「かえって、一度潰されたほうがいいでしょうね。世の中が変わるでしょ」

この言葉には驚かされた。

潰されることによって、巷の医者たちがガイドラインをひたすら守ってこれまでなかなか広がりを見せなかった〝長時間透析〟がどういうものか、認知されるきっかけとなる。そうなれば世の中の常識に疑問が生じ、公正な検証がなされて、いずれ透析におけるガイドラインが正しく書き換えられることを期待しているのである。

公に尽くす人というのは、しばしば常識では計り知れない言葉を発するものである。かの西郷隆盛は「真の日本人は焦土の中にこそ生まれる」と言ったとされるが、一見暴論ではあるものの、それほどの覚悟と気概を持ってことを成し遂げなければ、日本人そのものも滅んでしまうという危機感から発した言葉だと感じる。

金田もまた、〝長時間透析〟が認知されないまま終わってしまうかもしれないという危機感を抱いているし、だからこそ一度潰されてもいいから、世の中に認知させたいと考えているのだろう。

第四章で詳細を述べるが、かもめクリニックでは名古屋大学附属病院と〝長時間透析〟についての共同研究をしており、大学病院から若い医者を招いている。その中に菱田《ひしだ》学がいるが、彼は金田との食事中、雑談するうち「ポロッと出た」という言葉を鮮明に憶えている。

「思い立ったら命がけだよ」

と金田は言ったのだった。そのことについて菱田は、

「思い立ったらやってみようとか、そういうレベルじゃなくて、思い立ったことを命がけでやってきた。そういう思いで続けてきて、（金田の）現在があるんじゃないかという気はします」と言う。

その真意を尋ねると、金田は笑いを交えつつ、こう答えた。

「要は今まであまりに（四時間透析と食事制限が）ミゼラブル（悲惨）な結果を出してしまっている。これを何とかできるのは私しかいないだろうと思っちゃったら、必死になりますよね。今もそうですけど、ここまで来たら、僕ほど深く思って、やりたいと思っている人はいないだろうとね。そして次の世代の人（担い手）を育てていかないといけない。今がチャンスなんですよ。誰もやってないから、その両方ができるわけですよ」

真の革命というものは、ある強烈な理不尽さを体験し、疑念が生じて止むに止まれずに声を上げた一人の人間から始まるのだと感じる。金田がその人だが、彼は声を上げるだけではなく、この二十五年あまりの間、行動し続けてきた。患者という味方やわずかな理解者はいるものの、実際の医業をやる上では孤立無援の状態だった。

なぜ、金田のような人間が生まれたのか。この章ではそれに触れてみたい。

疑うこと

金田は一九三八（昭和十三）年二月十九日、山口県下関市の南部に位置する員光《かずみつ》で生まれた。実家は庄屋（地主）であり、一人娘だった母親・澄子と、養子に入った教師の父親・単次との間に、三人兄弟（男・男・女）の次男として誕生した。

当時は日中戦争が始まるなど、不安定な社会情勢にあって、土地を所有し、維持していくことはとても重要であった。庄屋とあっては特にその思いが強く、金田家を何とか守って末代まで引き継いでいかなくてはならなかった。そこで父親が養子に入ったのだが、実質的な家の決めごとは母親の手に委ねられていたという。

「映画の『風と共に去りぬ』と同じですよ。僕はいつもお袋をそう思ってる。土地を持って守っていくというあのストーリーとまさに同じですよ」

『風と共に去りぬ』は、一九三九（昭和十四）年にアメリカで封切られ、のちの一九五二（昭和二十七）年に日本でも初公開された大作映画である。女優のヴィヴィアン・リー演じる主人公のスカーレット・オハラが、南北戦争や恋愛に翻弄されながらも、名家とされる自身が引き継ぐべき土地を、強い意志を貫いて守り抜いていこうとする壮大な物語だ。

金田はこの主人公と母親の姿を重ね合わせたわけだが、第二次世界大戦という激動の時代に生きた庄屋の一人娘であれば、まさにそれに近い姿であったことは想像に難くない。

終戦後は特に、占領軍（ＧＨＱ）の主導のもと、自作農を増やして民主化を図るという農地改革により、庄屋は小作人に農地を解放しなくてはならなくなった。それを最小限に抑えるために、家族親戚一同で農業に従事する必要がある。金田も例外ではなく、学業の傍ら、大学に入るまで農業に勤《いそ》しんだのだった。

今でも金田が母親に感謝しているのは、彼が次男であり、家を継ぐ必要がなく、小学校の頃より、

「お前は家を継がないで独り立ちしなさい」

と言われていたことだった。

つまり、自分の手で人生を切り拓いて、好きなように生きろというのだ。戦争直後の貧困と混乱という時代背景もあったのだろう。とにかくこれから強い意志を持って生きなければならないと母親は考えたに違いない。

私は金田の話を聞きながら、多感な時期における医者への志や萌芽について語られることを期待していたのだが、途中でそれは完全な誤りであることに気づいた。

戦後は夢や希望が持てるような時代ではなく、どうやって食べて生き抜くかという飢えとの闘いがあり、貧困に喘《あえ》いだ時代であった。

「要は窮乏生活ですよねえ。食べるものがなくて困ったっていう、だからよその村に行って、（果実の）グミを拝借して食べるとか。ちょっとした泥棒ですよ。それが許されるような時代でしたからね。とにかく食べるものがなくて、食べるものといえば天井にカボチャが吊ってあったり大根が吊ってあったりで。『バカの壁』を書かれた養老（孟司）先生と同学年なんです。あの世代ですね」

養老も尋常でない飢えを語り、また戦争直後に味わった価値観の理不尽なすり替えについて語っているが、金田もまったく同じであった。

金田が終戦を迎えたのは、物心がつく七歳の時である。彼は終戦直後の象徴的シーンをよく憶えている。

戦前は小学校に登校すると、毎日天皇陛下が祀られている場所へと行き、必ず頭を下げてから校門を潜るのが慣例だったが、終戦になるとある日突然それがなくなる。一番驚いたのは教科書の〝墨塗り〟であったという。教壇に立った先生から教科書のこの何行を消せといった指示が出ると、生徒が自らの手により墨で塗り潰すのである。軍国主義的な表現を消すということなのだろうが、純粋な子どもにとっては疑問しか湧かない行為だった。

養老もそうだが、こうした理不尽な転換を味わった世代の著名人たちは、教科書的に書かれたものを鵜呑みにはしない人が多い。

冒頭に書いた立川談志（一九三六年生まれ）や、ノーベル文学賞作家の大江健三郎（一九三五年生まれ）なども然りである。彼らは既存の価値観に疑いを持ち、独自の道を切り拓いた。いわば理不尽さへの反逆者であり、しかもそれは夢物語の思想論や感情論ではなく、論理性や合理性によって裏づけされた、確かな反逆、リアリストだというべきなのだろう。

疑うことについて、金田はこう語っている。

「もう嫌な人間にならないとダメですね。とことん疑って、ほんとか？　ほんとか？　っていうような人間にならないとやっていけないいんじゃないでしょうか。僕はフランスのシャラ博士のところに行った時、彼は八時間やって食塩制限をしている。食事制限をして、しかもナトリウムと水を徹底的に八時間かけて取ったから血圧が良くなったと。そんなことないだろっていうのが僕なんです。最初に疑ったんですね。疑い深い人間じゃないとできないわけですよ」

確かにそうなのである。どんなことでも疑えというわけではない。自分のアンテナに引っかかって違和感を覚えたのなら、そこを突き詰めて思考し、その疑いを晴らすといったことだろうか。

ともあれ、こうして金田は子ども時代を、価値観を一八〇度変えられる、貧困に喘ぐ中で生きたわけである。

医学部を目指す

十歳の頃まで金田は病弱であったという。それが中学になり、地下足袋を履き、片道を一時間半ほどかけて歩いて通学するようになると鍛えられ、体も丈夫になった。勉強で得意なものはなく、どちらかといえば理数系ではなく文系で、文章を書いたりするのが好きだったという。

先に書いたように、とにかく農業の仕事に追われていた。三町《ちょう》から四町の土地を所有していたというから、東京ドームより少し狭いくらい、一万坪もの広さになる。この土地で牛を使って耕したり、田植えをしたり、米や野菜を作って働いた。農作業が終わるとヘトヘトになり、他のことなど手につかないほどだった。

当時を思い返して金田は、

「農業は非常に過酷ですよ。あれに耐えられたら医者の仕事なんかどうってことない」

と言って笑ったが、医者になってからの忍耐力というのは、この頃すでに培われていたのかもしれない。

中学校を卒業すると、金田は海の近くにある山口県立豊浦高等学校に入学する。県内有数の進学校であり、ここで金田は成績優秀な同級生たちに刺激を受け、初めて本気で勉強に取り組んだ。「ラッキーだった」と言うように、最初に友人になった生徒が特に勉強家で、その彼に追いつけとばかりに必死に勉強をした。追いつくことが目的であって、面白くてやったのではなく「競争心しかなかった」と金田は述懐する。

医学部を目指したのは、人助けがしたいというより、手に職をつけて独立独歩で生きていくという感じであろうか。

つまり、高邁《こうまい》な志ではなく、どうやって食べていくか、ということであった。当時は今のように多彩な職業の中から選ぶという贅沢《ぜいたく》な感覚はない。ただ食べていくためにはどうするかを考えなくてはならなかった。隣県の広島などではブラジルへ移民し、一旗あげようという人々が数多くいたという、そんな時代であった。とにかく定職を得ることが大変だったのである。身につけた学問を生かして職を得るなどという悠長な時代ではなかった。

金田の場合、母親から「独り立ちしなさい」と言われたことがここで生きてくる。それがもし、「田舎に残っていれば何とかなるよ」といった甘言を吐かれていたなら、医者を志すことはなかったのである。

「お袋は強かったなあと思って」

と金田は感慨深く言った。

母親の両親は早くに亡くなっていて、金田自身も祖父母の顔は知らないという。母親は生活の苦労を知っているからこそ、金田に子どもの頃からそう言って聞かせたに違いない。

こうして金田は医者になるために勉強に没頭し、一九五六（昭和三十一）年に山口県立医科大学（現・山口大学医学部）に合格するのである。

だが当時は六十年安保闘争の真っ只中にあった。金田もその波に呑み込まれ、学生運動に奔走した。毛沢東やレーニンの著作を読み漁《あさ》り、一時はその道に一生をかけてやろうかと真剣に考えたりもした。

金田の話しぶりからすると、思想的にどうのこうのというより、未知なる世界への憧れ、好奇心が強かったようである。知らないことを知る喜びを知ったというべきであろうか。医学部の勉強よりはるかに面白かったというが、その回り道がかえってのちの金田をつくったともいえる。

あまりにも医学の勉強をしていなかったことから、これは何とかしないといけないという焦りから、卒業後は研修（教育）制度の充実した病院施設に行こうと考える。

そこで選んだのが、東京の虎の門病院であった。

恩師との出会い

虎の門病院は東京都港区にあり、国家公務員共済組合連合会が母体となって一九五八（昭三十三）年に設立された病院である。近年では政治家や芸能人など、著名人が治療を受けたりしているので、ご存じの方も多いかと思う。

この虎の門病院に、金田は一九六四年に入局した。虎の門を選んだ理由の詳細を書くと、当時の山口県立医科大学付属病院にはやりたかった内科系のセクションが三つしかなく、選択肢が限られていたということ。そして学生運動に明け暮れた金田にとって、医者になるための勉強不足は否めず、卒業後の研修（教育）システムが整っていたということで虎の門病院を選んだのだった。

虎の門病院の志願者は多く、倍率が高かったため「よく受かったな」と思ったというが、そこでの経験がなければ今日の自分はなかっただろうと金田は言う。

入職してみてよかったのは、東大出身の医者が周囲に数多くいたということだった。彼らはとても優秀であり、学問ができるだけではなく、人間的に幅のある者が多かった。金田は同じ釜の飯を食べるうちに仲間ができ、「上を知る」ことで頑張れ、金田自身の人間の幅も広げることができたのである。金田はこの関係を今でも「財産ですよね」と言って感謝している。

「三村先生と出会ったことが、僕の人生をまるで変えましたね」

と言うように、虎の門病院ではとりわけ、上司となる恩師・三村信英《みむらのぶひで》との出会いが、その後の金田を決定づけることになった。

三村信英は一九二六（大正十五）年に長野県松本市で生まれた。旧制松本高校を経て、東京大学医学部に進学し、卒業後は第三内科に入局した。上司の勧めで腎不全の研究を始め、その後、虎の門病院に腎臓病指導医として赴任し、腎不全治療に従事した。当時は腎臓研究、透析治療の草分け的存在・第一人者であり、国立佐倉病院院長や虎の門病院院長を歴任するなど指導医としての信頼も厚く、その生涯を医業に尽くし、二〇一一（平成二十三）年に亡くなっている。

金田によると、三村は東大出身者の中でもナンバーワンの優秀な医師であったという。それだけでなく、人格者であり、「懐《ふところ》の深い自信家だった」と述懐している。

「（当時は）透析治療がまったく表に出ていない未開の分野で、（三村先生は）腹膜透析を始められたという開拓者ですね。僕がどうして彼のところを選んだかというと、そうすれば何とか一人前になれるだろうと思ったからです」

と金田はその動機を語った。

当時は腎臓病の患者は透析を受けるまでに、白血病と同じようにバタバタと亡くなっていたという。しかも先端技術を駆使した高額な人工透析治療を受けられるのは、ごく限られた患者だけであった。金田がその道を選んだのは、透析の技術が進み、医療制度が変わる転換期にあたった。

ただ、この頃から金田のチャレンジ精神というか、未知なるものへの挑戦の布石があったといえよう。

「とにかく三村先生は、今の僕と同じように未開の地を開拓していくというパイオニア的存在でした。だから、僕は教科書がない世界にずーっといるんですよ。三村先生は教科書のないところで自分の頭で考えて、自分のやり方で工夫してやっておられたんです」

また、医療技術の面だけでなく、それ以上に三村から影響を受けたのがスタッフの扱いだったという。

「スタッフを仲間として扱うというか、人間をフラットに見るということを非常に教わりましたね。（三村先生の）持って生まれた性格なんでしょうけど。人の世界というのはどれだけ知り合って、尊敬されているかどうかで評価されますよね。そういう方がたくさんいらっしゃって、僕は人に恵まれたといいますかね。三村先生のところに入らないとすべて経験できないことばかりでした」

この〝人間をフラットに見る〟という姿勢が金田の根本にあり、それはスタッフだけでなく患者に対しても同じである。目の前の患者に〝フラット〟な姿勢を貫いたという。たとえ患者から理不尽な要求をされても、意図を理解するように若い医師に諭したというから、金田と同じように患者原理主義的姿勢であったのだろう。

東大で執筆した博士論文についても、金田は三村のおかげだと言った。東大には半年だけ顔を出してあとは何もせず、試験を受け、論文を書いて通用したのも、教授陣の中でも力のある三村の影響が大きかったというのである。

「そういう点では本当に三村先生がいらっしゃらなかったら、今の僕はないですね……だからそれほど大きな影響を彼から受けたわけですよ。安保どころじゃなくなりましたよ」

と言って金田は笑った。

余談になるが、三村を虎の門病院に呼んだのは、当時虎の門病院の第二代院長を務めた三村の師でもある沖中重雄である。沖中は研究の鬼と呼ばれ、臨床医学に対する取り組みはとても厳しかったという。一方で患者に対する眼差しは優しく、人格者であった。

沖中の言葉に次のようなものがある。

「自分が患者だったらかかりたい、と思うような医者になりなさい」

「開業医の仕事は医学研究より高次の、より神聖な義務である」

これらの言葉は、やはり市井の患者を大事に思い、治療にあたることの大切さを説いていると感じる。そしてそのＤＮＡは三村から金田にも引き継がれている。

他方、三村は沖中から腎不全の研究・治療を軸とするように指示された際、「尿毒症は塵の山ではない、宝の山だ」と説得されたという。

この沖中の言葉は何を意味するのか。金田は今も、その答えを導き出すべく、奮闘しているようにも思えるのである。

かもめクリニックを開院する

当時の虎の門病院は主に東大出身の医者が研修後にそのまま残り、医療研究に従事するのが通常のコースであった。当然ながら金田はそのコースから外れ、臨床医に向いているだろうと、いわきの病院に呼ばれて勤務した。三村の松本高校時代の同級生がいわき市の市立病院で副院長をしており、透析をやる医者を求めているというので推薦を受けたのだった。

一九七二（昭和四十七）年、金田が三十四歳の時である。

この年は透析患者を身体障がい者として認定し、人工透析に対し、更生医療が適用されるという節目の年だった。透析がほとんど無料になるということで、患者がものすごく増えた。時代の変わり目であったが、金田に言わせれば、

「時代の変わり目が僕には結構多いんです」

ということになる。

戦争や終戦後、安保闘争、今日に至るまでを考えればそれもうなずける。

金田はこの病院で、約十八年間働き、次いでいわき市の民間病院で新たに透析センターを立ち上げ、約七年間で軌道に乗せた。このように、およそ二十五年にもわたって患者が「バタバタと亡くなる」という、死亡率が非常に高い状況を目の当たりにしたのだった。

今一度、金田の言葉を書いてみよう。

「〝四時間透析〟をやる限りは、患者さんが心不全で、一日に最大で三人亡くなったんです。死亡率が非常に高いわけです。どうしてもバタバタという表現になっちゃうんですね。僕はもう二度とそんな世界に戻りたくない。今の〝四時間透析〟もそうですよ。バタバタ死んでいますよ。要は食事制限するでしょ。とにかく食塩と水は高血圧の原因だっていうから食べちゃいけない、飲んじゃいけない。さらに透析で絞りに絞られるわけですから栄養がないし太れない。高血圧があって栄養が良くないって、長生きできるわけがない。今、我々がこの治療（長時間透析と自由食）を始めてやっと、四時間透析と食事制限じゃ無理だよなって思っているわけですよね」

というわけで金田はその後、五十八歳にして一九九六（平成八）年にいわき市に最初の透析施設を開設し、一九九七（平成九）年に第一章で書いたシャラ博士の衝撃的な論文に遭遇し、翌年の一九九八（平成十）年に〝長時間透析〟を始めることになり、その年に『かもめ・大津港クリニック』、二〇〇二（平成十四）年に『かもめ・日立クリニック』、二〇〇八（平成二十）年に『かもめ・みなとみらいクリニック』を次々に開院し、今日に至っている。

患者と向き合う

ここで金田と患者との向き合い方について書いてみたいと思う。その姿勢が、かもめクリニックそのものだと言ってもいい。それは人工透析における主治医と患者の関係性についてであり、透析治療を行うにおいてとても大切な、もう一つのポイントなのである。

医者と患者の関係とはいえ、同じ人間同士である。

必ずしも円滑にいくというわけではない。患者が医者の説明に納得すればいいが、そうでない場合はベストな治療ができないということになる。

この関係性についても、一般的な〝四時間透析〟の医療現場と、かもめクリニックにおける〝長時間透析〟の現場とではまったく違う傾向にある。

まず、〝四時間透析〟の現場では、良好なコミュニケーションがとりにくい状態だという。

そもそも医者が患者に対して〝指導する立場〟という側面があったとしても、上から目線で「あれを食べるな」「これをやってはいけない」と言われた患者の気持ちはいいものではない。そもそも挨拶すら満足に交わさないというのでは、尊敬や信頼関係どころか、人として疑心暗鬼になるのは当然だろう。

百歩譲ってそれでも病状が良くなるのであればまだしも、悪化することはあっても良くなることがないのである。しかも悪化すれば「塩分や水分を摂ったでしょう」と医者が患者を責める。これでは治るものも治らない。

「(医者と患者の関係は) まさに療 (癒やす) の世界なんですね。相性がいいとか、その場の雰囲気がいいとかが大事です。そりゃ〝四時間透析〟ではできないですよ。挨拶をするとか、話し合いや会話をするとか。普通の〝四時間透析〟では (関係が) ギスギスしていてそれがまったくないんです。お互い尊敬をせずに、非難し合っているわけです」

こう金田は言うが、〝長時間透析〟ともなれば、指導は「とにかく食べなさい」だけである。患者は好きなものを食べているだけでいいのだ。だから金田は、

「この治療法そのものに制限がないから、楽ですねえ。その世界に入っちゃうともう離れられなくなる」

と言って笑うのである。

ちなみに、かもめクリニックでは医者やスタッフと患者の距離はとても近い。「おはよう」「こんにちは」、帰る時にも「さようなら」といった挨拶はもちろん、金田が仮眠をとっている時にもやってきて挨拶をして帰るという。

たまに患者が旅行に行った時などは、お土産を差し入れてくれたりもするそうである。他の施設では考えられないことが、かもめクリニックでは日常的に起きているのである。これも患者自身が何の束縛も受けず、体が丈夫になる、元気になることを実感しているからに他ならない。

「面白いのはですね。人間って人（他人）を指導したいんですけど、自分は指導されたくないってあるじゃないですか。そこの矛盾ていうのがすごくあるんですよ。支配されたくないという人が、支配者になった途端に支配するじゃないですか。あれってほんとに不条理ですよね」

金田の言葉は言い得て妙である。人間というのは本来そういう生きものだ。ましてや権威主義が蔓延《はびこ》る医療の世界ともなると、その上下関係が当たり前のようにしてできてしまうのである。

一口に患者と言っても千差万別、様々な人たちがいる。主婦もいれば勤め人も、自営業者もいる。とりわけ、かつては齢《よわい》を重ねてそれなりの地位を築いた人などは、上から目線での指示には抵抗を覚える向きが多いだろう。

『目で見て判る「長時間透析と自由食」』によれば、「患者の昔の社会的立場（キャリア）を尊重しましょう」というくだりがあり、そこには、

「人はプライドを持って生きています。医療職の人は患者の立場に自分を置き換えてみましょう」

という一文が書かれている。

例えば、昔学校で教師をしていた患者なら「先生」と呼び、会社の経営者ならば「社長さん」と呼ぶといったことだ。一見、何でもないように感じるが、患者一人ひとりの内面を考えてみれば、自分をしっかり見てくれていて、尊重してくれていると思って嬉しいし、安心感を抱くことができる。

透析患者でもある酒井も、長年患者を見てきた立場から実感を込めてこう言う。

「僕に言わせると、指導されるのは（透析時間を）延ばす、食べるだけです。でもここに来る患者さんは（趣旨を）理解して納得していらっしゃるんで、関係性がうまくいくんで

す。金田先生が言われることは指導ではないと受け取っています」

指導はシンプルだが、金田の患者とのコミュニケーションは濃厚にも感じられる。金田は常に患者に寄り添い、心身の状況を診てその都度、適切に判断している。

ただ、酒井は今でこそ目一杯食べるが、食事制限の呪縛から解放されるまで、それなりの時間を要したという。もっとも今は、金田に同行して学会に行った先で食事をすると、「お前よく食うねえ」と金田に呆れられるほどだ。

もともと〝四時間透析〟の病院から転院してきたある患者は、十年ほどの間、金田が回診に来ると彼の言葉を事細かにメモしていた。その患者は〝長時間透析〟によって自分に不利益が生じた場合に備え、証拠として残していたのだろうと金田は言う。だが、患者はその行為が無駄だとわかってやめたのだった。

最近、宗教二世などが取り沙汰されて話題になったが、人間は一つのことに長年にわたって洗脳されてしまうと、そこから脱するのはなかなか大変なのである。ましてや自分の命がかかっているともなれば慎重にならざるを得ないだろう。

やはりここでも、医者と患者の信頼関係の重要さが浮き彫りになってくる。

私は以前、末期がん治療に携わる医師に取材をしたことがある。その際も医師は患者とのコミュニケーション、信頼関係は必須で、とても大切だと訴えた。がんともなればそれこそ命に直結するのに、抗がん剤などの治療を途中で拒んだり、薬を飲まないという状況が生まれるのだという。それを解決するためにはやはり、信頼関係を築き上げることが肝要だと、その医師は印象的な言い回しで私にこう言った。

「心の中に手を差し伸べてね、心臓に行ってガチッとつかむくらいやらないとね。（患者は）振り向いてくれないんですよ」

健康な私たちは、治療と聞けば、頭のいい医者がいて、適切なアドバイスや指示を受けて、効く薬を使ってなどと単純に考えるが、現実はそう容易《たやす》いことではない。複雑な人間同士が理解し合うという問題をクリアすることが先決であり、これができないと救える命も救えなくなるのである。

金田もまた、この件に関して彼らしい言い回しでこう語る。

「僕はとにかくね。患者さんを味方にしないと〝長時間透析〟は普及しないと思うんですよ。これはもう大原則ですね。患者さんを味方にするためにはどうしたらいいかと。それにはやはりフラットな関係でやらないとダメだし、僕はそれをずっと求めているんです。そのほうが僕はやりやすいですしね」

この言葉の中に、沖中から三村、そして金田に引き継がれたＤＮＡが凝縮されていると言ってもいいだろう。

金田の流儀

本章の冒頭に「僕は医者だとは思っていません」と書いたが、その真意というのはどこにあるのか。

私が金田の生い立ちも本書に入れ、人となりを世に知らしめたいと希望した際、彼はそんなものが必要なのかといった、戸惑いの表情を見せた。

また、ある質問者が、話の流れで金田にこんなことを言いかけた。

「金田先生は、この〝長時間透析〟が本当に、必ずや患者さんを幸せにするっていうお気持ちを全然ブレさせずに――」

ところが金田の思いは少し違っていた。質問者の言葉を遮るように以下のように語った。長文にはなるが書いておきたい。

「僕は患者さんの幸せのためとか、そんな立派なことを考えたことはないんですよ。自分が納得のいく治療をすることが先なんです。患者さんがバタバタと亡くなっていくことが嫌なんで、だからそれを少しでも解消できればいいんです。

もちろん患者さんの幸せにつながることは確かでしょうけど。我々は患者さんが死なないようにするためには、どうしたらいいかということの専門家じゃないですか。たくさんの方が亡くなる原因の高血圧をやっつけてやったという、そのことに多少の充実感はありますけどね。

非常に慈悲深い医者で、人間で、患者さんを治してあげたいとか、そんなことあまり思っていません。我々にとっては高血圧を何とか解決したいというテーマがあるわけですよ。まあ強いて言えば、その手に負えなかった高血圧が、少しは手に負えるようになったっていう程度の満足感でしょうかね。

だから、そこにいろいろと肉づけしてね、患者さんの幸せのためとか、なんてことはこれっぽっちも考えていない。そこを脚色してもらってもちょっと困っちゃう。

我々にとっては高血圧とか貧血とか、臨床的に困っている高リン血症（血液中のリン濃度が非常に高い状態。動脈硬化などを発症する）とか、これをどうすればいいかという、そこを解決していくという大きなテーマがあるわけですね。それに少しでもチャレンジできれば幸せだし、解決策が見つかりそうだったら喜びを覚えるわけですよ」

金田の中にあるのは、私欲はもちろんのこと、患者の幸せを願う気持ちでもない。

とにかく目の前にある問題をどう解決するかしかないのである。

まるでその他のことなどにかまっている余裕などないといったふうだ。

いろいろな人たちに取材を続けているとわかるが、ひとかどの人ほど自慢はもちろん〝私〟というものがない。

あるのは対象となる他者であり、物事である。

いかにしてそれを達成するかという方法論に集中するがあまりに、己の存在を放擲《ほうてき》、失念するのである。だがそれは特別な、ごく少数の人のことであって、我々のように〝私〟にこだわる凡庸なパーソナリティなどではないのである。

そういうごく少数の人たちを、真のリアリストであると私は位置づけている。

真のリアリストとは、軽々に理想を口にしないものだ。ただどうすればいいかだけの現実を深く思考し、行動に移すのだ。

「僕は医者だとは思っていません」

と金田が言った背景には、自分を「医者でございい」などと思っていたら、今やろうとしている仕事を実現できるはずもないというリアリストの矜持《きようじ》があるのである。

彼にとって、医者としての理想などどうでもよく、とにかく高血圧の患者を減らして一人でも多くの人が生きながらえることを切実に願っているのだ。

「患者さんにとっては、理屈はあんまり関係ないんですよ。だから要は、長生きできればいい、元気でいればいいというわけなんです」

金田の言葉は、あたかも自分自身が患者に寄り添うというより、患者そのものと化しているかのようである。

では患者自身は、〝長時間透析〟によって人生がどう変わったのか。次の章では具体的な事例として〝長時間透析〟を実施している患者の声を紹介してみたいと思う。

第三章——普通の幸せ

信じられない光景

二〇二三（令和五）年十二月十日。この日、『かもめ・みなとみらいクリニック』の患者主催の忘年会が開かれた。場所は横浜中華街にある中華料理店の宴会場である。コロナ禍以前は毎年開かれていたといい、今回は四年ぶりの開催となった。この忘年会は、患者の会が金田をはじめ、『かもめクリニック』の医療スタッフを招いて盛大に行うものである。この日は患者とスタッフ合わせて三〇人ほどが参加した。

金田から「ぜひ」と請われて私も参加したわけだが、それは実に奇妙で不思議な感覚を味わう場となった。

それまで金田や酒井から〝長時間透析〟の話を聞いて、理屈ではわかっているつもりだった。ところが頭では理解していてもそれが現実的にどういうことなのか、実際のところはわかっていなかったと、この忘年会で思い知らされたのである。

忘年会では金田や医療スタッフらの研究発表や患者の体験談、患者によるアトラクション、ビンゴ大会やジャンケン大会などの催し物がある。それはそれで楽しいひとときなのだが、驚いたのは患者の方々の豪快に飲み食いする様子を目の当たりにしたことだった。

とにかく食べるのだ。

中華テーブルに載った濃厚な中華料理のフルコースを回して、皆が次々に平らげていく。しかもお酒も飲む。話が弾み、その際、私は金田の話を録るためにレコーダーを回していたのだが、金田の声が聞き取れないくらいにうるさいのである。

途中、何度もこの場が透析患者の忘年会の場であることを忘れてしまう。賑やかな周囲を眺めて、これは透析患者の集まりなのだと再確認をするたび、すごい光景だなと感じ入った。

「人間は自由が一番いいんです」

と金田は忘年会の場で何度か口にした。

従来の透析では医者や医療スタッフから塩分や水分を控えるようにと指導され、厳しい食事制限を課せられ、自由とは無縁の生活を送らなくてはいけない。だが、いくら病気だからといって、実現不可能なほどのつらい決めごとに縛られ、理不尽に自由を奪われるのは人間にとって限界がある。しかもそれを受け入れたとしても、短命に終わる現実があるのだ。

私はここに、透析治療という領域を超えて、解放された人間とは、このように自然で明るい潑剌《はつらつ》とした笑顔を生み出すのかと感動すらした。

金田の仕事は透析治療という以前に、ごく普通の、人間としての当たり前の生活を取り戻そうとしていることだと痛感したのである。

この忘年会で私が「とてもいいな」と実感したのは、金田と患者との距離感であった。遠からず近からず、絶妙な距離感なのである。普通の医者と患者との関係ならば、患者のほうから「日頃はお世話になっています」とか、それぞれの患者が歩み寄って頭を下げに来るのではなかろうか。だがこの場では一切そういうことはない。冷淡なくらい患者は自分たちの飲食を堪能していた。金田はただそこにいて酒を酌み交わし、ニコニコとして、たまに冗談を言い合い、患者たちの姿を嬉しそうに眺めているだけといった感じだ。前章で金田が語った通り、医者と患者の線引きがまったくなく、実にフラットで自然な付き合いなのである。

さて、患者が体験談を語る場面では、長年高血圧で苦しんできたある男性患者が、〝長時間透析〟によって血圧が下がり、体重が増える感動をこう話した。

「八時間透析を週四回続けることによって、スイッチが入るというのがわかったんです。スイッチが入るとみるみる体重が増える。それは面白い現象です。食欲が倍くらいになったんです。うちの家族もびっくりしているくらいよく食べる。最初は増えなかったんですけど、一カ月くらい経ってからどんどん増えて、前のスーツも着られないほど増えました」

また、同じく長年にわたって高血圧に悩まされてきたある女性患者は、今年の三月に別の病院で診察を受けた際、心臓肥大によって「余命はあと一年。来年の桜はもう見られないでしょう」と告知を受けた。ではどうしたらいいのかと問うと、透析というよりもう降圧薬を使うしかないと言われたという。

だが、彼女は降圧薬を使いたくはなかった。だからこその八時間透析でもあった。自分の命を賭《と》した実験としてでもいいからと覚悟を決め、「絶対に薬は飲まない」ことを貫いた。

その後、紆余曲折を経ながらも、最近になって自分のベストの血圧を体験した。

「一二〇から一三〇の間にまで下がった時にすごく快調で、これが私の体が喜んでいる状態なんだなということがわかった」

そしてこうも話すのである。

「私はいい実験をしたと思っています。これまでの経験を経て、結果的にいい状態で死にたいなと思っています」

透析患者にとって、「いい状態で死にたい」というこの言葉は重く、深いと感じる。自由を奪われ、つらい思いをした人間だからこそ実感を込めて言えるのだろう。

我々健常者はどの病気でもそうだが、患者という言葉でひとくくりにしがちである。だが同じ病気であっても患者それぞれには違った病状があり、生活があり、人生があるのである。

この章では様々な患者の具体的な体験談から、〝長時間透析〟をひもとき、今まさに透析をしなければならない局面にある方、〝四時間透析〟をつらいと感じておられる方に参考にしていただきたいと願うものである。

1 絶望から希望へ

ついていない人間

森沢隆司《もりさわりゅうじ》は子どもの頃より喘息持ちで、体が弱かった。

小学生から高校生まで尿検査で引っかかってはいたが、病院に行くことはなかった。気にはしていたが、それほど大ごとにはならないとたかをくくっていた。

悪くなるのでは、という予感はあった。二十歳になった時、尿に血液の塊《かたまり》が混じっていたことから、

「とうとうその時が来たか」

と思ったという。病院に行くと数種類の薬を処方されたものの、はっきりとした原因はわからずじまいであった。

隆司を心配した母親はその症状から漢方医を紹介し、高価な漢方薬を処方してもらう。すると三カ月くらいでかなり体調が良くなったので、薬をやめてしまった。

働き盛りだった。もとは歯科技工士だったが、転職した先の建築関係の仕事が、天職ともいえるほど性に合っていた。数人の部下を持ち、病弱だったとは思えないほどバリバリと働き、結婚十五年目にして念願のマイホームを建てる。ところが好事魔多し。妻のめぐみと二人の男の子に恵まれ、順風満帆かと見えたその矢先、再び病魔に襲われたのだった。

母親から顔色の悪さを指摘され、病院で検診を受けることにした。その夏、ひどい夏バテと思しき症状に見舞われていた。まったく食欲がなくなり、水分を摂るのがやっとの有

り様だった。だが、秋になっても回復せず夏バテではないと確信した。犬の散歩中に足がつり、痺れ、貧血を起こしてふらついた。それでも強い責任感とやりがいから、仕事を休もうなどとは夢にも思わなかった。

血液検査をして一週間ほど経ったその日、担当医から直々に電話が入った。

「紹介状を書くから、すぐに横浜市立病院に行きなさい」

血液中のクレアチニンの値が一七にもなっていたのである。ちなみにクレアチニンとは筋肉に含まれるタンパク質の老廃物である。本来は濾過されて尿によって排出されるが、腎臓機能が低下すると血液中に溜まってしまう。基準値は男性であれば一・二mg／dℓ以下となっている。八以上が透析導入を検討しなくてはいけないというから、隆司の場合、即座に透析を実施しなくては命に関わるレベルであった。

実際、主治医から――

「よく生きていられたね。死んでもおかしくない数値だよ」

と言われたという。

この後、隆司は病院の廊下で、ショックと体調不良のあまり倒れている。付き添っていた妻のめぐみがストレッチャーで運ばれる彼を見て、

「この人は死んでしまうんですか？」

と医師に訴えたというから、本当に危機的な状況であったのだろう。

ここから隆司の一生逃れ得ない、透析治療が始まった。まさに青天の霹靂《へきれき》であり、順風満帆ともいえる人生がある日突然、地獄の底に突き落とされたのである。

透析病院で、四時間・週三回の透析治療が始まったが、ただただ、つらかった。透析中に足がつったり、貧血になって酸素マスクをつけたり、体がムズムズしてかゆくて仕方がなかった。透析当初待合室に置いてあった孫の手を見て、「こんなもの誰が使うんだろう」と思ったというが、その意味がわかった。

さらには治療を終えて自宅に帰ってきてもぐったりとして、何も手につかない状態であった。当然、食事制限によって体は衰えていく。食べると怒られ、さらに痩せて、自分自身にも自信が持てなくなり、体調が良くなっているなどという感覚はまったくなかった。

「未来にまったく光を感じませんでした」

と言う通り、悶々《もんもん》とした日々を送った。

一方、生活の問題が重くのしかかってきた。隆司には養うべき子どもがいる。幸いめぐみという、頼りになる妻がいた。彼女の天性の明るさにも隆司は救われていた。めぐみは仕事ができなくなった隆司の代わりに、昼はアパレル店、夜は飲食店でアルバイトを掛け持ちして家計を支えた。

ところが、である。そのめぐみにがんが見つかったのである。しかもステージⅣの大腸がんであった。いわゆる末期がんともいえる病状だった。

ただ不幸中の幸いで、めぐみは保険に入っており、その後は通常治療の他、民間療法によって再発も転移もせず、奇跡的に救われた。これは隆司が病気になった際、保険に入っていなくて大変な思いをしたことから、めぐみには保険をかけていたという経緯があったからだ。

だが、隆司とめぐみの病気は、それまでの蓄えをみるみるうちに奪っていった。このままではいけないと隆司は思い、できる範囲で仕事をしようと、新聞配達営業所で、新聞紙の上げ下ろしと整理のアルバイトを始めた。透析治療を受けている病人を社員として雇い入れる会社が見つからなかったからである。

この時、隆司は自らの人生を振り返り、こう考えていた。

「なんて自分はついていない人間なんだろう」

いや、それは病気が発覚してからずっと思い続けていることだった。〝四時間透析〟のつらさがその思いに拍車をかけたようにも感じる。

だが、私が思うに——結果論になって恐縮だが——この時の隆司とめぐみの状態というのは、やるだけのことを精一杯やり尽くし、あとは天命を待つだけの状態だったのではないかと感じた次第である。

「長時間透析と自由食」の説得力

〝四時間透析〟時代は、暗澹《あんたん》たる気持ちを抱えて生きていた隆司だが、やがて転機が訪れる。

きっかけはめぐみのがん治療のケアをしてくれた女性の友人の一言だった。友人は隆司のもとを訪れた際、

「〝長時間透析〟をすると、週三回の透析治療が週一回で済むらしい」と言ったのである。

友人にしてみれば苦悩している隆司を少しでも励ますつもりで、うろ覚えの情報を口にしたのだろうが、隆司の怒りが爆発した。ここまで透析については自分なりに調べ尽くし、散々苦しみ抜いて絶望の中で生きているのに、時間を延ばすだけで回数が減るなどという安易でデタラメな情報をもたらした友人が許せなかった。めぐみが驚くほど怒ったというから、怒鳴るほどの勢いであった。

その友人も相当反省したのだろう。その後懸命に〝長時間透析〟について調べ、六～八時間の〝長時間透析〟をしている透析施設があるということを隆司に告げた。

それが『かもめ・みなとみらいクリニック』だったわけである。当時はこれから横浜に施設ができるというタイミングであった。

だが、隆司にしてみれば四時間でもこれだけつらい思いをしているのに、八時間なんてとんでもないという気持ちだった。先にも書いたが、〝四時間透析〟を受けた者ならそれは当然の思いだ。

そんな彼を必死に説得したのがめぐみだった。粘り強く、〝長時間透析〟を勧めた。おそらく末期がんを経験し、あらゆる治療法を調べて求め続け、命を救われた彼女だからこそ、わずかでも可能性に賭ける道を強く勧めたのだろう。

根負けした隆司は、「説明会だけでも参加してみようか」という気持ちになり、まだ内装もされていなかった施設を訪れた。

そこで隆司とめぐみは、他の五〇人ほどの参加者たちとともに、金田の説明を二時間ほど受けた。すると、最初は疑心暗鬼だった隆司が、終わった時には気持ちが一八〇度変わっていた。

金田の言葉にはとても説得力があったと隆司とめぐみは言う。

具体的には三点の共感するポイントがあった。一つには常識と思い込んでいた塩分や水分の制限は非常識であること。二つには降圧薬を使うのはドーピングと同じであり、薬を使わない体にするのが理想であること。そして何より――

「元気で働いて税金を納める。薬や検査の回数を減らせば、国の医療費節減につながるという話には納得しました」

と隆司は言った。

つまり、元気で働けるということが隆司にとって最大の魅力に映ったのだった。もともと働き者の二人のことである。元気で働けないつらさ、惨めさは人一倍身に沁みていた。国に負担をかけている負い目もあったのかもしれない。ともあれ、金田の話で価値観が変わり、隆司は〝長時間透析〟に賭けたのだった。

感謝

それから十六年近く、隆司は〝長時間透析〟を続けている。

隆司は現在、六十二歳になった。この間、天職だと言った仕事に戻り、独立もした。今は息子やスタッフとともに順調に仕事をこなしている。

毎年検査を受けるが、心臓の調子も変わらず、全くどこにも異常はない。それどころか血管にいたっては五十代だと言われているのである。痛みもなく、眠れないことも一切ない。もちろんごく普通の食事をして体調は快調である。

夜間透析（オーバーナイト）なので仕事にも支障はない。困ることがあるといえば、透析中に爆睡するのでいびきが大きく、周囲に迷惑をかけているくらいだと言って笑う。

また、めぐみも元気で、毎年正月には夫婦揃って露天風呂巡りの旅行をするのが楽しみだという。

「透析から帰ってきて、朝、うるさいんです。元気すぎて。『ちょっと黙ってて』と言うくらいうるさいです」

こうめぐみが夫に対して苦情を言うほどなのだから、本当に元気なのだろう。

〝四時間透析〟時代を思えば、まさに天国と地獄である。

しかも、食に関してはもともと偏食で野菜など嫌いだったのに、〝長時間透析〟を始めてからは、

「何で野菜がこんなに美味しいんだろう」

と感じるようになった。

隆司は過去に〝四時間透析〟を五年にわたって行っているが、その時代のつらさは絶対に忘れられないと話す。だから、

「（四時間透析を）五年やった経験を知っているから、今の〝長時間透析〟にはほんとに感

謝というか、良さがすごくわかります」

と言うのである。

周囲の人に透析をしていることを話すと、皆一様に驚くという。当初は腎臓移植まで考え、登録の申し込みをしていたが、〝長時間透析〟を始めてそれもやめた。いかに〝長時間透析〟が快適であるかの証である。

隆司は〝四時間透析〟をやっているさなか、めぐみががんとわかり、「抗がん剤治療は一生やります」と医師から言われた時、自らの透析も重ね合わせて――

「一生やるということは死ぬことなんだ」

と覚悟した。

患者にこの言葉を吐かせることほど、無力で残酷な医療はない。だが、隆司は強靭な精神力で乗り越え、〝長時間透析〟を経て完全によみがえった。

そして今――

「普通のことが幸せなんだ」

という思いを嚙みしめている。

それは、つらい経験があったからこそ感じる幸せだというのである。

面白いのが、金田とのコミュニケーションについて問うた時の答えだった。

隆司の仕事場は、夏はクーラーの効かない暑い環境なので、食べてもどうしても痩せてしまうのだという。それを報告すると金田は、

「また痩せちゃったの？」

と、とても悲しそうな顔をするのだそうである。

だが、その後体重が戻ったと報告すると、

「そっか、そっか」

と、今度は嬉しそうな顔になるという。

医者と透析患者がこのような会話をしているのは、かもめクリニックを除いて他にはないだろう。

また、隆司とめぐみはこの間に支えてもらった人々への感謝の言葉をしきりと口にした。特に長年にわたって透析治療を支えてくれている医療スタッフへの感謝は忘れない。長年やっているとスタッフの顔ぶれも変わるが、献身的なサポートは全く変わらないという。もちろん医療スタッフだけではなく、関わってくれたすべての人へ感謝するのである。めぐみは言う。

「私たちに関わってくださったすべての方々に、感謝しないと罰《ばち》が当たるよねっていうのは夫婦でよく話しています。だから、いつも二人で忘れないように、感謝しながら生きな

きゃだめだよねって。感謝の気持ちを忘れたらまた同じことになっちゃうかもしれないって」

さらにめぐみは、最後にこうも語った。

「私も主人もあきらめなかった。何かあるんじゃないかって探し続けたところで、いい治療と出合ったというのがあるので、やっぱりあきらめちゃだめだなって感じます。あきらめなかったら人生って自分の思う通りになるんじゃないかって、この歳になって初めて実感します」

このあきらめない気持ちが〝長時間透析〟につながり、絶望から希望へとダイナミックに転じたことを考えると感慨深いものがある。

今では隆司夫婦には孫もでき、幸せな日々を送っている。

長男は将来、二世帯住宅を構えて隆司夫婦と同居すると話しているという。これも苦難の道のりを頑張って乗り越え、育て上げてくれた両親への、感謝の気持ちの表れなのだろう。

2

満身創痍からよみがえる

どうせ死んでしまうのだから

玉利悦子《たまりえつこ》は病気とともに歩むような、多難な人生を送ってきた。

二十二歳の時に糖尿病性腎症を発病し、三十二年後の五十四歳の時、とうとう透析治療に頼らざるを得なくなった。当時は〝透析＝死〟というほどの認識であり、涙にくれたものだった。だがいくら泣こうとも、生き延びるためには透析をしなくてならない、という現実を受け入れなければならなかった。

ところが、問題はそれだけではなかった。狭心症と心筋梗塞も患っており、心臓の弁の石灰化が進み、主治医から心臓手術を勧められていた。だが、透析治療に関わる厳しい食事制限が災いし、著しく体力が弱まり、心臓の手術には耐えられない。運良く手術が成功したとしても、感染症を引き起こす危険性が高いという状態にあったのである。

当時を振り返って、悦子はこう言う。

「心臓が弱って歩くのがやっとの状態でした。透析に行くのにも車椅子に乗って、夫に押してもらっていました。手術をしてもしなくても死んでしまうような、絶望的な状況だったんです」

総合病院で週三回の三時間透析を四年、四時間透析を半年続けたが、想像以上に過酷なものであった。

透析中、血圧が極端に下がって意識を失う寸前にまでなり、そこで急激に血圧を上げる。その繰り返しによって頭痛や吐き気を伴い、とても苦しかった。血圧を急に上げ下げすることは体に負担をかけるだけだった。

常に降圧薬を服用し、透析が終わって自宅に戻っても横にならないと体がもたなかった。治療日以外の日でもほとんど寝たきりの状態が続いた。

「本当につらいのですが、でも透析をやめれば死んでしまう。苦しくても続けるしか選択肢がなかったんです」

そんな悦子に寄り添い、長年にわたってサポートしてきたのが夫の隆志だった。二人は悦子が二十五歳の時に職場結婚をした。一女をもうけ、病を抱えながらも育児と家事に奮闘する悦子の姿を隆志は見守ってきた。

透析治療で弱っていく悦子の姿を見かねた隆志は、何かいい治療法はないものかと、暇を見つけては情報を集めていた。心臓病が悪化し、手術をするかどうかの瀬戸際まで追い詰められていた。隆志は妻の命を守るための術《すべ》を必死に探し続けた。

そんな折、一冊の小冊子と出合う。全国の腎臓病患者の会組織である腎友会が発行している、『NPO法人　山口県腎友会会報・じんゆうだより』という冊子であった。その中に金田の〝長時間透析〟の講演会の記録が載っていたのだった。

体力が戻り、血圧が正常になるという〝長時間透析〟の記録を読み、隆志は悦子の苦しみを解決できるのではないかと一縷《いちる》の望みを抱いた。そこでさっそく悦子に勧めたが、答えは「ノー」であった。先の森沢隆司のケースと同じで〝四時間透析〟で散々苦しんでいるのに、ましてやそれ以上の透析など、悦子がすんなりと受け入れるはずもなかった。また、当時は山口県に在住していたため、健康時より一〇キロも体重を落としてしまった体では、移動すらままならないという状況であった。

その時の悦子の心は諦念《ていねん》だけに支配されていたと言ってもいい。

「どうせ死んでしまうのだから、このまま故郷で静かに人生の幕引きをしたいという気持ちがありました」

彼女は絶望の真っ只中にいた。

だが、隆志はあきらめなかった。先の森沢めぐみと同様、根気強く〝長時間透析〟を受けるよう、説得し続けた。長年にわたって連れ添い、思いをかけた伴侶の命がかかっているともなれば隆志も必死の思いだったのだろう。

やがて隆志の説得が実ることとなる。悦子は折れた。

「あきらめてこのまま死んでしまうより、やるだけやって死んだほうがいい」

と考えるようになったのである。

確かに、同じ命を失うのであれば、やるだけのことはやったほうが後悔は減じる。

立って歩けた

こうして二〇〇九（平成二十一）年八月。悦子は試しに一度、〝長時間透析〟を受けることを決心したのである。

悦子が〝長時間透析〟を受けたのは『かもめ・みなとみらいクリニック』だった。行く時は隆志が悦子を車椅子で運び、新幹線にも乗車した。金田の綿密な問診を受け、〝長時間透析〟に挑んだのだが、その際、金田が特に留意する点があった。それは血液流量についてである。

それまでの悦子は、〝四時間透析〟において毎分二〇〇ミリリットルの血液を循環させていた。だが血圧が高く、心臓疾患を患っている彼女の体には酷であった。そこで金田は毎分八〇ミリリットルというゆっくりとした血液流量にして、体の負担を軽減させたのだった。

すると驚くべきことに、透析後、悦子は立ち上がって歩いたのである。

「気分もスッキリして、すんなり立ち上がれました。歩けるなんて、本当に久しぶりでした。あまりに体調が良かったので、翌日も〝八時間透析〟をお願いしました」

金田はこの状態を――

「ビギナーズラックの部分があるかもしれません」

と、冷静に分析している。

いくら〝長時間透析〟が体にいいとはいえ、ここまで急激な効果がある患者は少ないという。多くは一カ月ほどで体調の変化を感じ、その後は血圧が上下しながら、徐々に体調がいい方向へと向かうのが通常であった。

ともあれ、玉利夫妻は想像以上の効果に驚き、喜んだ。それはそうだろう。「どうせ死んでしまうのだから」と絶望のどん底にいて、立つこともままならない人間が劇的な回復をしたのである。

この状況を目の当たりにした隆志は、すでに取ってあった帰りのチケットを捨て去った。そして金田に、引き続き〝長時間透析〟を受けたい旨を告げ、心臓病についても相談をした。金田は快諾し、心臓の手術を受けるためにもまずは体力をつけなければならないと、入院施設が整った福島県いわき市にある『かもめクリニック』への入院を勧めたのだった。

ちょうど金田がいわきに行くタイミングであった。彼は玉利夫妻をタクシーに乗せ、いわきのクリニックに案内したのだった。奇しくも金田と夫妻は同じ山口県出身、同郷である。金田も夫妻の訛《なまり》を懐かしみ、悦子の体調がいいこともあって、道中の話は盛り上がった。

今年が三回忌だったね

人間の縁、運命とは不思議なものである。

玉利夫妻は当初五日だけ横浜に滞在し、山口に帰るはずだった。ところが気づけば二人は福島県いわき市にあるかもめクリニックにいて、夫婦揃って同じ病室で寝食をともにし、週三回の〝長時間透析〟を始めることになったのである。

夫妻がまず驚いたのは病院で出る食事だった。カレーやシチュー、カリウムを含んでいるため特に厳禁とされた果物のバナナなど、悦子が「これは何かの間違いではないか」と思うほどであった。

「それまでの私は、厳しい食事制限と水分制限に耐え続けてきました。許されたお水は一日五〇〇ccだけです。薬を飲むための水だけで終わってしまいます。夏場などでは喉が乾いて、死んでもいいからペットボトルの水をガブガブ飲んでみたいと何度も思いました」

当然、大丈夫なのだろうかと疑心暗鬼にもなる。透析患者の先輩に「いいのかしら？」と疑問を投げかけると、「いいのよ」と二つ返事であったと言って悦子は笑う。

味つけもしっかりとして美味しく、食事に付き合っていた隆志などはクリニックで二キロも増えている。

考えてみれば、かもめクリニックを訪れた際の悦子は、極度の栄養失調と脱水の状態にあったのだ。これではどれだけ経っても心臓の手術など、受けられるはずもなかった。

ちなみに、かもめクリニックで出される食事だが、二〇二四（令和六）年の昼食メニューを見てみると――『ちらし寿司・肉詰め稲荷の煮物・青菜のしらす和え・煮豆』や『ハンバーグデミソース・茄子の甘辛炒め・大根おろしの甘酢和え・漬物』などとなっていて、ボリューム満点である。

やがて、かもめクリニックに来てから二カ月半後、悦子は郡山市で心臓手術（大動脈弁置換術）を受けることができ、成功したのだった。七～八時間にも及ぶ大手術であったが、彼女の体は耐え抜いた。それどころか、手術を終えて目を覚ました時、「何か食べますか？」と問われて即座にうなずいたという。

玉利夫妻が最初の取材に応じたのは二〇一三（平成二十五）年のことである。その際、夫婦でよく話したのは——

「あのまま〝四時間透析〟を続けていたら、今年が三回忌だったね」

という話であった。

透析はハンデではない

その後、玉利夫妻は山口県の自宅を売り払い、日立の小高い丘に建つアパートを借りて住むようになった。

だが、二〇一六（平成二十八）年に悦子が手術（二次性副甲状腺機能亢進症の治療のための副甲状腺摘出）をしたのを機に、貧血状態で輸血をするまでになって体調が不安定になる。娘の家族は山口県に住んでおり、心配して「そろそろ戻らないか」という話になった。そこで北九州市に一軒だけ、〝長時間透析〟ができるというクリニックがあるというので、金田と相談の上、帰郷したのだった。

ところが、さらに感染症によって敗血症の恐れが出るなど、入院続きだった。その上、以前狭心症の手術をした際に入れたステントが潰れ、狭心症の再発がわかった。

だが、ここで意外な事実が判明する。新しい血管がまったく違う部位から伸び、冠状動脈の代わりをしていたのである。冠状動脈は心臓組織に酸素や栄養を送る役割を果たしているが、本来、普通の人にはない新しい血管が長年の歳月をかけて伸び、悦子の心臓を助けていたのだった。これも〝長時間透析〟による栄養状態が良かったからではないかと悦子は言う。

悦子の病気はそれだけでは終わらない。検査で大動脈弁から血液が逆流していることがわかる。手術することになるのだが、心臓の手術は郡山市の病院で一度受けている。それを再度やるというので、うまくいくかどうか、家族会議が開かれた。

その結果、（平成の）〝天皇陛下の執刀医〟として知られる順天堂大学病院の天野篤に頼めないかという話になった。それが叶えば夢のようだと話し合い、悦子の医療データが順天堂に送られた。検討されたのち、「引き受ける」という答えが返ってきた。聞けば、「大動脈にステントを入れている患者が二度手術をするのは珍しい」ということで、天野が直々に執刀する運びとなった。二〇一七（平成二十九）年七月に、二回目の大動脈弁置換術を受けた。

手術は無事に成功するが、二〇一八（平成三十）年には下肢閉塞性動脈硬化症バルーン手術、二〇二一（令和三）年には椎間板ヘルニア手術、同年に冠動脈カテーテル手術など、立て続けに実施するのである。この間、悦子は再びかもめクリニックを頼り、長時間透析を行っていた。

順天堂大学病院を退院した後、いったんは借りていた北九州のアパートに戻り、六時間透析を始めたのだが、悦子にはどうも合わなかった。そこで金田に相談すると、「こちらに帰ってこんかね」ということで再び横浜に戻ったのである。

金田と悦子は彼女がかもめクリニックを離れても、携帯で連絡を取り合っていた。時には心配した金田が「どんな（具合）かね？」と、朝の六時に電話をくれたこともあったという。

隆志も、かもめクリニックのことは常に念頭にあった。北九州に帰っても、

「ああ、いつかは帰りたいな」

と思っていた。

その頃には夫妻にとって、かもめクリニックは第二の故郷とも呼ぶべき、安寧の地にな

っていたのである。

そういうわけで今は横浜に住み、週四回八時間透析を受けている。

「やっぱり四回やるとずいぶん体が軽いです」

と悦子は言う。

悦子は現在七十五歳、隆志は八十一歳になる。取材した当初は十年前のことである。振り返って、隆志は実感を込めてこう言う。

「たくさん病気をするものじゃないと思いながらですね、でも〝長時間透析〟をやっていなければ（悦子の最初の頃の手術の）三つか四つくらいでつまずいてしまって、普通の状態ではなかったかなと思いますね」

それはそうだろう。ただでさえきつい手術である。だが、図らずも「やるだけやって死んでもいい」とさえ考えて始めた〝長時間透析〟によって、満身創痍でありながらこうして命を救われたのだ。

隆志の言葉を引き取って、悦子は——

「これで乗り越えられる自信がつきました」

と言い、隆志への感謝の言葉を口にするのである。

「主人にはすごく感謝をしています。いろいろ迷惑をかけてきたし、主人の協力がなければ、やっぱり知らない土地でここまでやってこられることもなかっただろうと思いますから……すごく感謝しています」

そして、隆志は意外な言葉を発した。

「短かった感じですね、今までが……」

それほど悦子に尽くし、無我夢中に走り続けてきた歳月であったのだろう。やり切った充実感すら感じさせてくれる言葉である。

一人娘に生まれた二人の孫はすでに二十歳を超え、すっかり大人になった。今、玉利夫妻は横浜ランドマークタワーを目の前にした住居に住んでいる。夜景がきれいで、港の花火もよく見えるという。娘婿がリタイアしたら、横浜に引っ越して同居する予定である。

〝長時間透析〟と出合わなければ、悦子がこうした人生を歩むこともなかったかと思うと感慨深いものがある。

悦子がここまで病魔に見舞われる人生を送りながら、現在があるというのは奇跡と呼んでもいいのではないか。その奇跡に〝長時間透析〟が貢献しているといえるが、それ以上に森沢夫妻と同様に夫婦の絆があり、悦子や隆志の生きるための強い精神力を思わざるを得ない。いや、強靭な家族の支えを考えてみれば、奇跡ではなく必然であるのかもしれない。

「透析患者には家族の理解と協力が不可欠です」

という悦子の言葉がそれを象徴している。

金田によれば、透析患者で長生きする人の特徴として、間違いなく〝家族愛〟があるという。子どもや伴侶が寄り添い、支えられている患者が長生きするというのだ。つまり、キーパーソンは患者の家族だと、金田は話すのである。

「キーパーソンがしっかりしていらっしゃる方は大丈夫です。ここにご夫婦で来られると、まず奥さんに話をします。透析で家族が負担に感じるようだとダメですね」

ましてや〝四時間透析〟ともなると食事制限、栄養管理が必須である。自己管理できればいいが、そうはうまくいかないのが実情だ。栄養不足で病院の行き帰りもままならない人もいる。どうしても家族の協力が必要になってくるが、家族には家族の生活がある。思うように支えられないこともあるだろう。

最後に、とても印象的だった隆志の言葉を書いておきたい。

「透析自体が、ハンデではないんじゃないかという気がしていますね」

これは〝長時間透析〟が絶望を希望に転じさせた現実を目の当たりにし、身をもって知った隆志だからこそ、言える言葉なのである。

3 試練を乗り越えたチャレンジャー

妻の後押し

「金田先生がいなかったら、僕、生きていないですからね。〝四時間透析〟なんて、終わったら血圧が二〇〇を超えて、一時間半くらい病院に居残りをさせられて、震えながら家に帰ってきて……それが半年続いたわけですから」

と語るのは生亀《いき》俊一《しゅんいち》、六十四歳である。

二十八年前の三十六歳の時、慢性腎炎を発症し、透析をするようになった。当時の生亀は家族とともに仙台に住み、牧師の仕事の他に、教会に隣接する幼稚園の園長としても働き、多忙な日々を送っていた。

その間に週三回の〝四時間透析〟を受けていたのだが、やがて体が悲鳴を上げるようになる。

「とにかく体調が悪かったんです。体がフラフラしたり、フワッと宙に浮いている感じがして、立っているのが精一杯の状態でした。気力だけで働いていました。その気力も衰えて、踏ん張ろうとしても無理が利かない。どんどん無気力になっていく自分が情けなかったです」

と生亀は当時を述懐する。

このままではとてもやってはいけないと、致し方なく生亀は園長の職を辞した。そして、もっと自分の体が良くなる方法がどこかにあるのではないか、誰かがやっているのではないかという思いで治療法を探し始めた。その時、彼には守るべき妻と小学生の長女と長男がいた。今の体調ではとてもそれは叶わないと、仕事を終えるとインターネットで検索をするなど、何とかしたい一念で探し続けた。

やがて、友人の紹介で『かもめクリニック』を知ることになる。だが、それは〝長時間透析〟であり、しかも場所はいわき市である。転院を申し出た先の担当医からは「覚悟が必要だ」と言われたが、その時すでに生亀は覚悟を決めていた。

妻に、〝長時間透析〟をするためにいわき市に引っ越すことを相談すると、即答で賛成してくれた。

妻は常に生亀に寄り添う、一番の理解者であった。家事はもちろん、生活における一切を仕切り、生亀が家事を手伝おうとすると怒るほどであった。牧師としての仕事もサポートしてくれた。夫に、仕事に専念してもらうためであろう。

生亀の腎臓が悪いことを知った上で結婚した妻であった。おそらく妻としては、生亀の体を気遣い、仕事の負担をできる限り減らそうと考えていたのだろう。

「とにかく（金田先生やかもめクリニックを）信頼して任せましょう」

と言って、妻は後押ししてくれた。

また、生亀は長時間透析を六時間から始めたのだが、のちにこれから七時間になるというタイミングでためらう気持ちを妻に相談すると、

「体にとっていいことなんだから、もちろんやってもらってよ。やってもらえない人もいっぱいいるんだから。体力がついて元気になるならやってもらってよ」

と、妻のほうから頼むほどであった。

快適な「長時間透析と自由食」

ともあれ、こうして生亀は二〇〇三（平成十五）年三月から、〝長時間透析〟を始めた。

初日に『かもめ・大津港クリニック』で金田の問診を受けた後、「思い切って今日から

六時間にしよう」と言われ、いきなり六時間透析を受けた。生亀にしてみても、妻の後押しもあって「どうせなら最初から長時間に慣れておきたかった」と考えていたので、渡りに船の状態であった。それからは六時間半、その次は七時間と、二年の時間をかけて少しずつ時間を延ばし、八時間透析を受けるようになった。

その中で生亀の体調は良くなっていった。長時間透析に加えて自由食となったおかげだろう。フラフラした感覚がなくなり、気力も戻った。仕事が以前の倍ほどできていると感じるほどだった。

特に血圧に関しては劇的に下がった。〝四時間透析〟では透析後に二〇〇にも上がり、一八〇まで落ちるのを待ってから帰宅したものであった。それが〝長時間透析〟になってからは、降圧薬を中止しても一二〇くらいで安定するようになった。しかも、これは塩分や水分の制限をしない値である。

「最初から塩分は普通に摂っていいと言われましたが、怖くてできませんでした。それまでは栄養士さんから厳しく塩分指導を受けていましたから。でも、血圧が下がり始めた頃に恐る恐る塩分を摂り出して、まったく問題なく大丈夫だったんです。それからはラーメンも味噌汁も食べるようになりました」

先にも書いたが、かもめクリニックでは患者であっても健常者と同じ自由食を摂らせる。弁当を持ってきたり、デリバリーで取り寄せたりするが、多くはクリニックにある食堂からオーダーする。生亀はこの食事をSNS上でアップしたりしているが、品数も量も多い。

「週三回の透析ですが、メニューは毎回違います。一週間に一度は特別メニューで蕎麦などの麺類も出ます。（当初は）『この汁、飲んでもいいのかな?』と患者同士で話しますが、美味しそうなのでいただいてしまいます」

と言って生亀は笑う。

正月にはおせち料理まで出るという。

二〇二四（令和六）年のお正月メニューは――赤飯、正月盛り合わせ（えびの天ぷら・鶏の八幡巻・ブロッコリーのマヨネーズ焼き）、凍り豆腐の含め煮、紅白なます、菜の花の辛子醤油和え、といった豪華なラインアップであり、当然ながらすべて手作りである。お品書きまで添えられていて――

「これだけでも華やかな気分になります」

と生亀は言うが、それもうなずけるというものだ。

先にも紹介したが、ある日のメニューなどは――カレーライス、ハムカツ、トマトとえびのマリネ、香の物、マンゴープリンで、総エネルギー九九二キロカロリーというボリュームである。普通の入院患者食としてもすごいが、これが透析患者用ともなればにわかには信じ難い話ではないだろうか。

こうして生亀の体重はみるみる増えて、かもめクリニックに来た時は六二キロだったのだが、〝長時間透析〟を続けて十年を経た頃には、八〇キロを超えるほどにもなったのだった。かもめクリニックでは食事の成分や量に腐心するのではなく、美味しさを追い求めているのだから、それも無理はないだろう。

一方、八時間という時間も快適に過ごせた。〝四時間透析〟の時はテレビもなく、インターネット環境も整っておらず、時間を潰すのは専らラジオか読書だったが、四時間を潰すには物足りなかった。

だが『かもめ・みなとみらいクリニック』では、航空機内のファーストクラスかビジネスクラスのシートをイメージしていただければわかりやすいと思うが、半個室状態のブースに一台ずつテレビが備えつけられ、もちろんネット環境も整っている。ベッドはホテル仕様で、リクライニング式、仕切りの壁は木目調でとても落ち着いた雰囲気である。パソコンを持ち込んでの仕事もできるし、リモート会議もでき、食事もここで済ませられる。

「僕の主観ですが」と、断りを入れた上で、透析における時間の感じ方を生亀はこう話す。

「四時間の透析をしていた頃のほうがつらかったし、長く感じました。〝四時間透析〟の時間は、そろそろ一時間を過ぎているかなと時計を見ると、十五分ほどしか経っていない。残りの時間を数えてはがっかりしていました。体力もなかったので、ただ座って治療を受けているだけでもつらかったんです」

人間の時間の感じ方というのは不思議なものである。時間に追われて仕事をしている時などはあっという間に過ぎるが、暇を持て余したり、誰かを待っていたり、嫌なことを体験している時間などはとても長く感じる。人間の時間感覚など、あってないようなものではないか。要は気持ちの持ちようだ。

それを証明するかのように、生亀は「長時間透析と自由食」を満喫した。彼は八時間という長丁場を想定して、ネットで動画を見たり、本を読んだり、勉強をしたり、仕事をしたりと、時間を潰すというより、大いに活用し、楽しんだ。

具体的な仕事としては、牧師であるので礼拝における信者向けの話の予習をする。新約聖書はギリシャ語で書かれ、旧約聖書はヘブライ語で書かれている。翻訳書を読み込んで、なぜそのようなことが書かれているのかを信者に話す準備をするのである。

「覚悟を決めて〝長時間透析〟に挑戦したこともありますが、僕はあまり苦痛を感じたことはありません」

と生亀は言う。

また、患者同士のコミュニケーションも増えた。たまたま隣同士になった年配の男性は、もとは英語の先生だった。気が合い、生亀は透析中も男性と話し込んでしばしば夢を語り合ったという。

それだけにとどまらず、その男性は生亀の教会にも遊びに来てくれて、英語が苦手だったという長女は教えてもらい、志望大学にまで入れたのだった。美味しい居酒屋があるからと、二人で連れ立ってお酒を酌み交わしたこともあった。

とにかく、かもめクリニックの患者たちは明るい。先に書いた忘年会でもそうだが、うるさいくらい賑やかで笑顔が絶えない。

「金田先生は私のことを週四回（透析）にしようとしている」

「また先生から八時間透析を勧められたよ」

などと愚痴まじりに患者同士が言って笑い合うのである。

ある患者への取材中も、インタビューの冒頭、金田を前にその男性が「先生の悪口を言わなくちゃなんない」とジョークを飛ばして大笑いになった。金田の朴訥《ぼくとつ》とした明るさもあるのだろう。私が見る限り、かもめクリニックの患者で暗い顔をした人は一人も見なかった。一口で言えばみんな元気なのだ。

ところが、〝四時間透析〟ではこうはいかないという。

仕事柄、生亀にはたまに出張がある。その先々で透析ができる病院を探して〝四時間透析〟を受けるのだが、待合室で見る他の患者の表情は暗い。痩せ衰え、冗談どころか喋る気力、体力すら奪われているように見えた。

「自分の姿が他の患者さんと違いすぎて、申し訳ない気分になります。皆さんうつむいて、無駄口は叩かずに、どうやったら体力を温存できるかを考えているようで……苦痛に耐えながら透析を受けているようにも見えます。（かつては）自分もこうだったんだなあと感慨深いものも感じました」

同じ釜の飯を食った仲間、という言葉がある。だがそれは、同じ苦楽をともにしながら、先に見える希望の光に向かっているからこそ成り立つ関係性である。希望を見出せない、気力も体力もない世界では、たくさんの人がいてもかえって孤独感を強めるだけで絆は生まれない。

〝長時間透析〟はただただ生きながらえているという〝四時間透析〟とは違い、体が元気なので、将来はこうしたいという夢までが抱ける。よって患者同士に連帯感が自然と生まれ、支え合うという絆が生まれているのではないかと私は感じるのである。

余談ながら、生亀は同じ透析患者だけでなく、男性看護師や金田とも酒を酌み交わしている。〝四時間透析〟の現場では到底あり得ない関係性が、かもめクリニックでは生まれているのだった。

生亀はこうして〝長時間透析〟を順調に続けていったのだが、その後も順風満帆に、というわけにはいかなかった。

試練を乗り越えて

二〇二一（令和三）年三月。生亀は腰に強い痛みを感じるようになる。起き上がるのもままならず、いったん寝ると寝返りもできないといった状態であった。病院で血液検査をしてもらうと悪い細菌が体内で見つかり、精密検査の結果、背骨の一部が菌によって溶けていることが判明した。すぐに手術をしたが、二十日で退院できる予定が肺炎になってしまい、五月下旬の退院になってしまった。前後の静養期間などを入れると、四カ月もの治療を要した大病となったのである。

この間の透析は四時間だった。これが「めちゃくちゃ大変だった」と生亀は言う。先の病院でも透析があるということで、綿密に医療計画が立てられたのだが、透析関係はいろいろな意味で難儀した。

まずは血圧である。今まで安定していたのに、いきなり二〇〇を超えるようになった。しかも制限された病院食である。塩分制限はもちろんのこと、水分摂取量は一日五〇〇ccだけで、いつもの半分か三分の一になり、一cc単位で厳密に計測計によって測られた。その結果、体調が以前の〝四時間透析〟時代にすっかり戻ってしまったのだ。この時、生亀はとてつもない不安に襲われた。〝長時間透析〟により〝四時間透析〟の悪夢から解放されていただけに、その状態に戻ることは恐怖であっただろう。

さらに、生亀が入院したタイミングで、妻までもが入院した。原因は膵臓《すいぞう》から肺に転移したがん治療のためであった。

四時間透析と食事制限の上に尋常でないストレスに晒され、生亀の体重はどんどん減っていった。一カ月ほどで六〇キロ台にまで落ち込んだ。

生亀が退院した後、ほどなくして妻は危篤状態に陥る。当時はコロナ禍であったが、子どもや孫たちと最期を看取ることができた。家族旅行などの思い出話をして、お祈りをし、賛美歌を歌い、聖書を読んだ。

生亀の腎臓の病を知った上で結婚をし、彼の体を気遣って尽くし、〝長時間透析〟を後押ししてくれた妻である。

妻を失った喪失感は、とてつもなく大きかった。

「妻は（物事を）見える形でやっていないんですね。見える形でやれる人もいるでしょうけど、見えないところでやる人だったんです。出会いの時から後ろで隠れてという感じで、見えないところをやれる人でした。そういう姿を見て結婚したいと思って結婚したんです。でも見えないから、いろんなことをやっていたのにどういうことをやっていたのかわからず、その一つひとつを追いかけて知るといった努力をしましたね」

自分の病に加えて妻の死は、彼に追い討ちをかけた。

だが、やがて生亀は〝長時間透析〟に戻り、体調を回復し、仕事をするにつれ、精神的にも落ち着いてきた。〝長時間透析〟が彼の心を癒やしたなどと言うつもりは毛頭ない。だが〝四時間透析〟のままであったなら、体調は戻らず、立ち直る気力も失せていたのではないかと想像してしまう。

「妻の死とともに自分もここで終わるのかとか、そんな鬱々した気持ちが心を覆っていたんですけど、それが今、妻の分まで生きたいとか、いろんな力を少しずつ回復して、『あっ、説教をする力も戻ってきたな』とかね。自分自身でわかるくらいに力が戻ってきたという感じです」

今、生亀は『かもめ・大津港クリニック』で週三回、八時間半の透析を受けている。かもめクリニックに帰ってきた時、

「これで俺はもとに戻れる」

と思ってすごく嬉しかったという。

ただ、ここまで〝長時間透析〟に踏み切れたのは、妻の後押しのおかげである。やはり〝長時間透析〟において、家族の協力はなくてはならないものだ。

これらの試練を経て、生亀は新たなるステージに立っている。気持ちも前向きになり、牧師として今度はあれをやってみたい、やってみようという気持ちに満ちている。

生亀に金田への気持ちを問うと、

「金田先生がいなかったら、僕、生きていないですからね」

という最初に書いた感謝の言葉になったわけだが、他方、冷静に金田を見つめる目も持っている。

「センセーショナルなことをして、医者としての株を上げようとしているのではなく、一人の科学者なんです。臨床による的確な仮説を立て、それを実証する科学者です。その探究心はすごくて、感服しています」

金田を日頃より間近で見ている生亀の言葉は、客観的で真実味がある。

さらには、患者同士で話すこととして、次のように言う。

「金田先生には長生きしてほしい。いつも皆（患者たち）で言い合う言葉です。長生きをしてもらって、医者として、研究者として、私たちを最善の治療に導いてほしい。戦士がいなくなったら、困る人が大勢いるのです」

そして生亀は、金田は「チャレンジャーだ」と前置きしてから、こうも言い切るのである――

「忘れてほしくないのは、僕たち患者も、新しい治療に挑戦するチャレンジャーだということです」

生亀をはじめ、〝長時間透析〟を受ける患者たちが辿ってきた苦難の道のりを思う時、チャレンジャー以外、何者でもないのは確かな気がする。

4 透析が結んだ縁

出会いまで

大島夫妻――豊《ゆたか》と彰子《あきこ》はかもめクリニックで知り合い、結婚をした。現在、ともに五十三歳の同級生である。

豊は福岡県出身。十七歳の時に腎炎の診断を受け、二十九歳から透析を始めた。就職のために上京後、当初は通院していたものの、長い間病院で待たされ、薬を処方されるだけの処置にだんだんと足が遠のいた。結果、症状が悪化し、透析を導入せざるを得なくなったのだ。尿タンパクが出るのは仕方がないなというくらいの認識で、透析の人生が始まるとは思いもよらなかった。当時はまだインターネットも普及しておらず、詳細な情報を得ることもなかった。

彰子は北海道出身。三十一歳の頃に血圧が高くて体調が悪くなった。病院で腎炎の診断を受け、治療を始めたが、三十三歳で透析治療をしなくてはならなくなった。ほとんど心の準備ができておらず、透析直後の体調は良かったが、血圧が二〇〇を超えて立ちくらみや頭痛に見舞われるなど、すぐに悪くなるという繰り返しで、毎日泣いていた。一方で、頑張ろうという気持ちもあって、胸中は複雑だった。体重も当初は五〇キロくらいあったのに、しばらくすると四三キロまでに落ち込んだ。体力もなく、免疫力も低下し、風邪もひきやすくなっていた。

透析を導入したために、彰子は会社を休まざるを得なくなり、迷惑をかけるというので辞めてしまった。幸い実家暮らしであったので生活は何とかなったが、やはり人生が大きく変わるほどのアクシデントであった。

一方の豊は会社のフレックスタイム制を利用し、何とか〝四時間透析〟を続けた。透析のない日には、残業で穴埋めをするといった状態であった。

この間、彰子には母親からの腎移植の話もあったが、結局母親に病気が見つかり、移植はできなかった。

独身だった豊は食事制限がなかなかうまくできず、リンの量が増えてしまう。そこで当時の病院で、時間を少しでも延長すれば改善するかもしれないというので、週三日のうちの一日だけ、五時間透析をしてもらっていた。ところが、病院側が「なぜあなた一人だけ特別扱いをしなくてはいけないのか」と、問題視するようになる。

そこで豊は転院を考え、ネットで〝オールナイト〟〝深夜透析〟などの文言で検索し、情報を得ようとしたところ、『かもめ・みなとみらいクリニック』がヒットしたのだった。もともと透析中は寝ていた豊だった。長時間でも「夜やれるならいいな」と思い、かもめクリニックに移った。ゴールデンウィークを利用し、お試し期間として一週間いきなり〝八時間透析〟を行った。

すぐに効果は表れなかったが、その後一カ月ほど経ってから、リンの値が高いゆえに起きるといわれる、かゆみがなくなった。夜中に眠れないということもなくなり、それまで使っていた睡眠薬も不要になった。血圧も上が一二〇台・下が八〇台で、降圧薬は飲んでいないという。

一方の彰子は北海道で〝四時間透析〟を実施していた。ところが厳しい水分制限が守れなかった。延長もしてもらったが、苦しくて横にもなれなかった。そこで、あと一時間でもコンスタントに透析を延長してくれる施設はないかと〝長時間透析〟でネット検索していたところ、やはり『かもめ・みなとみらいクリニック』がヒットしたのだった。

ホームページに載っている、できたばかりの近代的な施設を見て、「絶対にここに行きたい！」と思い、即座に連絡を入れたのだった。

彰子は当時を振り返って、こう言う。

「とにかく楽になりたいだけでしたね。一時間でも長くやってもらいたい、それだけでした。すぐに横浜に行きました」

こうして彰子はクリニック近くのマンションを借り、通院するようになった。

最初は七時間か七時間半の透析を、十年くらいやった。家賃など、生活費を稼がないといけないということで、パート勤務の仕事を見つけて働き出した。高血圧のために当初はきつかった体調も、気がつけば良くなっていた。

「普通に歩くだけでもしんどかったのに、それが普通に歩けるようになり、坂道も登れるようになり、走れるようにまでなったって感じです」

こう聞くと、まさに「長時間透析と自由食」の面目躍如といった印象である。さらに彰子は、かもめクリニックに通い出した後に起きた衝撃的な出来事を鮮明に覚えている。

「一番衝撃的だったのが、かもめ（クリニック）に通い始めて、お弁当を食べる時にお茶とか出してくれるんです。今までならお茶なんて絶対に飲んじゃダメだったので、すっごい衝撃的でした。それが一番」

彰子の「すっごい」という言葉に、いかに〝四時間透析〟の水分制限がつらいかが、凝縮されている。その当時、カリウムだけに気をつければ塩分でも水分でも何でも摂っていいし、食べてもいいというのも「嘘だ」と感じたという。

最初はやはり恐る恐るという感じで、「飲んでもいいんですか？」と何度も尋ね、「いいよ、いいよ」と言われてようやく飲んだのだった。

「飲みたい時に飲めるという幸せを感じました」

透析患者にとっては、飲むという行為だけでも幸不幸が決定されるということに、少なからず理不尽さを感じてしまう。

一方の豊といえば、特に自由食がどうこうなど全然気にもかけていなかった。

「独身の野郎ですから」と言ったが、このあたりは同じ独身でも女性と男性との違いがあるのだろう。

結果、彰子はもとの五〇キロ台に戻り、豊にいたっては一〇キロほど体重が増えたのだった。

普通の患者

二人とも深夜透析だった。『かもめ・みなとみらいクリニック』の場合、半個室となっており、仕切りがあるので透析中は患者同士が顔を合わせることもなく、誰が誰だかわからない。だが透析が終わった朝、ロビーに行くとお茶（コーヒーや紅茶、日本茶など、ポットに入れてある）が飲めるように用意してあり、そこでは患者同士が顔を合わせて話ができるのである。ある患者たちなどは、そのロビーで談笑する時間を〝朝会〟と称して楽しみにしているほどだ。

豊と彰子はそのロビーで知り合った。

最初は数人の患者同士でたわいもない話をしていたが、そのうち独身同士ということで他の患者らが気を利かせて、二人で話せるようにしていった。平日はお互いに出勤しなくてはならないのでそれほど時間は取れなかったが、土曜日はゆっくり話すことができた。

彰子は真面目そうな豊に惹かれ、豊は笑顔を絶やさない彰子の明るさに惹かれた。

彰子がバレンタインのチョコレートを贈り、豊がネックレスを返すなど距離を近づけていき、付き合うようになった。

折しもその年は二〇一一（平成二十三）年、東日本大震災が発生した年でもある。クリニックの階下にあるコンビニからも食料が消えた。そんな時に彰子が豊に手作りのおにぎりを差し入れるなどして絆を強めていった。

やがて二人は二〇一一年十一月十一日に入籍・結婚した。式は挙げず、教会で記念撮影をしただけであったが、二人はそれで十分だった。

「結婚できるだけで、ありがたかったので」

と彰子は言ったが、病気のために一時は結婚など考えられなかったことは想像に難くない。

もちろん、かもめクリニックの他の患者や医療スタッフにも大いに喜ばれ、祝福の言葉やブーケなどの品もたくさんもらったという。

彰子は専業主婦となり、結婚生活が始まった。豊は彰子の手料理を堪能し、中でもハンバーグが気に入り度々食卓にのぼるという。

〝長時間透析〟についても二人は変わらず続けた。豊は月・水・金曜日の深夜、二十時半に開始して四時半に終了した。以前は透析を終えると会社に直行したが、コロナ禍以降はリモートによって自宅で仕事をしたりもした。

彰子のほうは月・水・金曜日の日中、八時二十分から十六時二十分まで透析を行った。途中ランチを挟むが、お弁当を用意していった。八時間の間、豊は寝ていればいいが、彰子のほうはユーチューブチャンネルを見て楽しんだ。最初のうちは「長いな」と感じた八時間も、慣れてしまうとあっという間に時間が経ってしまうという。

二人とも八時間で十分で、延長するつもりはない。だが、六時間だと彰子は、「だるさが抜け切らない」と言い、七時間を過ぎてからが「グッと変わってくる」と話した。

透析患者同士が結婚するというメリットについて尋ねると――

「やっぱり病気がわかり合えているので。健常者の方と結婚するとなるといろいろ大変じゃないですか。そういう面では、別に言わなくてもわかってくれるというのもあるし、体調が悪くてご飯が食べられない時があっても気持ちがわかるし、感情は理解し合えますね」

と彰子は言った。確かに相手が健康な人間であれば、頭では理解していても、感覚まではわからない。その点については同じ病気を持つ者同士であれば、あ・うんの呼吸でわかり合えるのだろう。

ただ、豊に対し、こうも言った。

「でも透析同士って感じ、しないよね。普通の患者だよね」

これには豊も同意する。

「そうなんだよ。(たまたま)出会ったのが透析の場所で、相手も透析をしていたっていうだけであって、普通に知り合って、(ごく自然に)一緒になったというふうに思っているんです」

二人にしてみれば、お互いに透析をしているだけで、普通の人間同士が結ばれたというだけのことなのである。生活が、まず透析ありきだと強調されるのではなく、どこにでもある日常の一コマとしてとらえているかのようだ。

実際、職場でもどこでも、透析患者だと言わない限り、普通の人だと思われているのである。彰子は「(透析患者に)全然見えない」と言われたこともある。

こうした普通の感覚だと言い切れるのも〝長時間透析〟が結んだ縁ゆえ、とまでは言わないが、大きく貢献しているのは確かではないだろうか。

夫婦でのんびり

彰子は一時期、在宅で血液透析にトライしたことがあった。それは「自分の時間がちょっとでも欲しくて」という、切実な願いからであった。日中、〝長時間透析〟をして、帰ってきても家事に追われ、まったく自分の時間がなくなってしまう。在宅にしたらそれが解消されるのではないかと希望を抱いたのだが、現実はそう甘くはなかった。どうしても穿刺《せんし》がうまく入らず、そのために余計に時間がかかって断念した。

再び透析施設での血液透析に戻ったわけだが、この間、違う病院にかかって〝四時間透析〟をしている。その際、周囲の患者を見ていると相当苦しいのだろうなと感じ、彰子はずっと、「みんな、〝かもめ〟に行けばいいのに」と思っていたという。

さらに、その病院の医者たちは〝八時間透析〟をしていたと聞くと一様に驚き、

「やっぱり違う？」

と聞き返してくるので、

「全然違います」

と答えた。先生に言ってもわからないくらいなので、

「やっぱり八時間って全く浸透していないんだな」

と、彰子は実感したのだった。

こうして彰子は〝八時間透析〟に戻ったわけだが、豊に自身の未来像を尋ねると、やは

り可能なら何らかの形で透析離脱はしたいという。

「私は献腎移植の登録をしているんですけど、近頃はニュースでｉＰＳ細胞が話題になって、人工腎臓から移植という話もあるのでそこに期待します。会社のことだとか、国の制度など天秤にかけるといろんな悩みが出てきますけど、やっぱりできるなら透析離脱はしたいですね」

いくら〝長時間透析〟がいい、深夜にできるといっても、前後の移動時間を加えれば十時間の時間が取られる。チャンスがあれば腎移植をしたいという気持ちは理解できる。〝長時間透析〟は、そのために万全に体調を整えておく布石だと考えればいいのかもしれない。

一方の彰子は「全然考えていない」と言う。それは母親から腎移植をする時の大変さが身に沁みているからだった。

「検査もそうですけど、何回も入院したり検査したり、結局ダメだったと思ってまた落ち込んで……もうあんな思いをするのはたくさんですね。とにかくかもめさんに通っていれば、透析に関しては何の問題もありませんので」

と彰子は言ったが、透析における未来像というのは患者それぞれにあると言ってもいいだろう。

いずれにしろ、〝長時間透析〟に対して二人が希望を託していることは確かである。もっともこれは、自分たちのためというより、透析患者全体のためにという思いが強い。

「金田先生には『深夜透析を続けてください』って、それだけです」

と豊は言い、彰子も、

「全国にこの治療（長時間透析と自由食）が広まってほしい」

と期待しつつ、

「大変だと思いますよ。毎週来られて、患者さんたちを気にかけられて、あのご高齢で」

と気遣うのだった。

二人の今後について彰子は、次のように言う。

「今はまだ（お互い）働ける年齢なので、六十過ぎまでかもめさんに通って頑張れたらいいですよね。その後は、どうですかね……仕事を辞めたら二人でのんびり過ごすだけですかね」

一方の豊は、こう言う。

「別に透析だからってわけじゃないんですけど、マンションを買ったからには支払いを全部終わらせないといけないので。定年は六十ですけど、延長すれば六十五までいけるんで、どうしようかというくらいです。ただ夫婦でのんびり、このままの生活が続けばいいのかなということはありますね」

どこにでもあるようなごく普通の生活が、二人にとっていかに幸せであるか、よく伝わってくる。「夫婦でのんびり」という言葉がそれを象徴しているが、やはり〝長時間透析〟がその幸せを後押ししていると感じるのである。

5 スタッフ兼患者という生き方

障がい者扱いはしない

ここでは、すでに何度となく書いてきた、酒井達哉について紹介をしたい。

酒井は普段、福島県いわき市草木台にある、かもめクリニックで働く職員（事務次長）でもある。自らの体が〝長時間透析〟によってつくられた「作品です」と言い切るように、長時間透析原理主義者とも呼ぶべき患者で、かもめクリニックの草創期より二十五年以上にもわたって〝長時間透析〟を受けている。

酒井は今、五十八歳。透析歴で言えば三十五年にもなる猛者である。

きっかけは十六歳・高校二年生の時にまで遡《さかのぼ》る。学校の検診で尿タンパクが出たのが始まりだった。当時、母親の友人が透析をしていた。そのために母親がとても心配をして、友人に相談をし、当時、いわき市立総合磐城共立病院（現・いわき市医療センター）に勤務していた金田を紹介してもらったのだった。

つまり、酒井と金田との出会いは透析より以前ということになる。それから月一回という通院が始まるわけだが、若さもあったのだろう、自覚症状のない酒井は時々サボったりしていた。

するとある日突然、全身痙攣を起こしてしまったのである。すぐに金田のもとで検査をするとクレアチニンの値が六だった。病名は水腎症。通常であれば八が透析基準だが、彼の場合は筋肉量が多かった。クレアチニンの数値は筋肉量に比例する。筋肉量が過剰になると、クレアチニンの値も高くなるとされている。よって、酒井はその時点で透析を始めなければならなかった。

こうして酒井の透析人生が始まった。まだ二十四歳という若さである。酒井がいくらポジティブな性格であろうと、少なからずショックがあったであろう。だがこの時、酒井は金田から「今でも忘れられない」こんな言葉をかけられている。

「透析患者は国から多くの恩恵を受けている。君は若くして透析を始めるが、働いて税金を納めないとダメだよ。正しく治療をしていれば、きちんと働けるから」

先に書いた森沢夫妻も「元気で働いて税金を納める」という金田の言葉に心を動かされているが、酒井もまた共感した。透析を始めても自分の人生が終わるわけではないと確信し、その後、仕事と透析の両立を目指して頑張り、励んだのだった。

金田の言葉には、精神論を超越した理論と合理性がある。患者に対し単に頑張りを求め、励ますといった精神論ではなく、はっきりとした目的意識を持たせるのである。何かしらの具体的な成果があるとなれば、人間は苦難に立ち向かい、踏ん張ることができる。

やがて金田が独立し、一九九六（平成八）年にかもめクリニックを開業すると、酒井もその後を追い、治療を受けることにした。その際、酒井のように金田の後を追って転院した患者が多かったという。

クリニックの内覧会があり、説明会にも参加したのだが、ここで酒井はクリニックサイドから思わぬ要請を受けることになる。かもめクリニックの病院の事務作業を手伝ってもらえないかと、打診されたのだった。早い話がかもめクリニックで働いてくれということだ。

当時、酒井は別の会社で働いていたが、上司などは透析治療に理解があって居心地もよく、透析と仕事が両立できる環境にあった。しかも酒井は、一つの仕事に就いたら生涯にわたって全うするという生真面目な性格でもあった。断ろうと考えていたのだが、母親や兄弟にその話をすると、

「信頼できる先生のそばで、治療も仕事もできるなんて、こんなにいい話はないじゃないか」

と諭された。

酒井自身も冷静に考えてみて、「確かにこんなにいい話を断ってはもったいない」と思い直し、かもめクリニックのスタッフ兼患者となったのだった。

ただ、酒井はかもめクリニックで採用されるにあたり、一つだけ条件を出した。それは

――

「皆さんと同じ勤務時間にして、働かせてください」

というものだった。

今も、酒井の労働に対する意識は全く変わっていない。

「本当の社会って何だと考えた時に、仕事のできない体調の方もおられるから、これは強制ではないんですけど、体が元気な限り、僕の考えとしては働いて、納税すべきだと思うんですすね」

これは働ける人が働いて、働けない人を支え、社会全体を支えるという考え方だといえよう。

実のところ、働き方については第一章で書いたように、フレックスタイム制を利用し、患者だからといって特別扱いをしてもらっているわけでもなく、他のスタッフと同じ労働時間で働いている。

透析日は月・水・金曜日、午後一時からスタートする。透析のない火・木・土曜日は十七時過ぎに仕事を終え、家に帰り夕食を食べ、十時に就寝する。驚くのは、始業が深夜の二時からだということ。だが、酒井に言わせればそのほうが仕事が捗《はかど》るという。

「夜中の二、三、四時って、電話もなければ患者さんもいないんで、本来の業務がめちゃくちゃ進むんですよ。同僚からは、『そこまでするのは大変だね』と言われるんだけど、そこは違うんです。『そのほうが進むんだよ』ということです」

最近は早朝出勤をして仕事の効率を上げる企業も増えてきたが、確かに深夜ならデスクワークは捗るだろう。もちろん、前向きな酒井自身の性格ということもある。

「とにかくスタートダッシュで業務を終わらせて、みんなが出勤してくる八時頃には、新聞を読みながらコーヒーを飲んでるみたいな。虚勢を張っているわけじゃないけど、そうすれば全然楽だってことがあるんです。まあ、負けず嫌いっていう性格もあるんだけどね」

　と言って酒井は笑う。

　幸い、クリニック側も酒井に対し、いい意味で厳しく接した。

「お前を障がい者扱いしないっていうんですよ。これは（言い換えれば）差別はしないよっていうことだと思うんですよね」

　この職場環境は、酒井にとって願ったり叶ったりであっただろう。差別のない、平等な意識を共有するからこそ、いい仕事ができるだろうし、組織のためにもなる。酒井のスキルも上がり、風通しもよくなり、コミュニケーションも円滑になるというわけである。

次の景色が見たい

　かもめクリニックで酒井が働き始めて二年後の一九九八（平成十）年、転機が訪れる。金田が〝長時間透析〟を始めると宣言したのである。その際、酒井はすぐさま院長室を訪れて金田に、

「今日から六時間透析にしてください」

　と直訴している。

「（金田）先生が信じて取り組む治療が、悪い治療のはずがありません。元気で長生きをしたかったので、迷いはありませんでした」

と酒井は思い返して言ったが、これもその時すでに金田とは十五年以上もの交流があり、すでに確固たる信頼関係が築き上げられていたとわかるエピソードである。

何より酒井は常にチャレンジを厭《いと》わないポジティブな性格だ。言葉の端々におよそ患者らしくない力が漲《みなぎ》っている。

もちろん、透析を始めた頃の苦痛があったからこその〝長時間透析〟でもある。当初は五時間透析を週三回行っていた。

「透析患者が全員通る道ですが、ピリピリとする神経痛に似た血管痛がありました。吐き気や筋肉のつりを感じたり、急激に血圧が下がって気を失ったりしたこともあります」

また、五時間から長時間に延びたことについては、睡眠薬を飲んで眠ってしまうのであまり気にならなかったという。

透析を始めた頃は身長一六五センチ、体重は四九・五キロだった。母親が作る減塩の食事が当たり前だと考えていた。多くの患者同様に、味噌汁は具材だけを食べ、ラーメンのスープは飲まず、蕎麦はざるそばといった食事だった。体調もすぐれず、食欲もあまりなかった。

自由食になったことにより、一七・五キロ増えて現在は六七キロにまでなっている。金田の勧め通り、筋トレをして、移動はなるべく歩くようにし、二階へは階段を使う。長時間透析をしていても、ハワイ旅行にも行った。出先では〝長時間透析〟は無理だとしても、四時間の透析ならできた。ハワイでは一時間プラスして五時間透析をしている。だが、旅行も元気な体があってこそだ。

酒井はどこまでもポジティブな患者だ。ある人から「君は透析オタク?」とまで言われたという。彼が透析に精通しているのはもちろんだが、それほど透析に対してマイナスではなくプラスイメージを抱いて生きているということでもある。

それを裏づけるように、第一章でも述べたが、今では週三回、十時間透析を行っている。

「僕は今、十時間（透析）なんです。先生に『やってみたら?』ってアドバイスを受けて、自分の意思でやり始めましたけども。僕なんかは『次の景色が見たかった』というのが正直なところですよね」

十時間のうちの三分の二は寝ているというが、酒井の中では睡眠を重要視している。それゆえ、十時間であっても短く感じるというから驚きだ。考え方にしても――

「普通の人がヨーロッパに行くと、十時間くらい飛行機に乗ってますよね。（〝長時間透析〟は）ビジネスクラスで（シートを）フルフラットにして寝ていると、飛行機に乗っている時間が短く感じるのと同じかもしれません。拘束時間は長くても、体感的には短いみたいなことですね」

と、このポジティブさはどこから来るのだろうと考えてしまう。

別の見方をすれば、私には酒井が、透析患者は短命だという間違った常識を覆すため、自らの体を捧げて証明し、伝道しているように思えてならないのである。

取材は横浜市にある、『かもめ・みなとみらいクリニック』で午前中に行ったが、その当日に酒井はいわき市から車で移動してきている。

「昨夜透析が終わって、いわきを五時くらいに出て、渋滞にはまったんですけど、九時半くらいに着きました」

と、彼は何でもないように言った。

腎移植に希望を託す

一方で、酒井は腎移植を希望しており、実際にこの間、腎移植のチャンスが数回訪れた。

二〇〇六（平成十八）年には手術寸前までいっている。手術着に着替えてストレッチャーに乗り、家族の励ましを受けながら手術室に入ったとたん、「待った」の声がかかったのだった。移植するはずだった腎臓に、感染症の疑いが出たのだった。

その後、腎移植に対する酒井の考え方に変化が見られた。腎移植をすれば透析からは解放されるものの、リスクは避けられない。一生の間、免疫抑制剤を飲み続けなければならず、糖尿病や骨粗鬆症《こつそしょうしょう》になる危険性もある。数回の移植のチャンスがあったが、ドナーの状況を慎重に確かめ、そのたびに断った。

断った先の虎の門病院の医師からは、こう言われた。

「酒井さんは金田先生のところで、いい治療を受けているから悩みますよね」

「悩む」というより、酒井は的確な判断を下しているといったほうが正確だろう。

現在の酒井は先に述べた大島豊同様、やはりｉＰＳ細胞に期待を寄せている。自分の細胞を使った臓器をつくることができれば他者からの腎臓移植のリスクも減じるというのである。

「現在の選択肢としては、まずは〝長時間透析〟によって元気で長生きをする。その後で（ｉＰＳ細胞による）腎移植をしてもらう」

と酒井が言うように、ただ生きながらえるための透析ではなく、元気な体調を維持するための〝長時間透析〟であり、それでいてこそ、移植手術にも万全の状態で臨めるというものなのである。

酒井の母親は友人から得た知識から、透析を始めたら四～五年の命だと覚悟を決めていたという。だが今年で三十五年目に入り、「僕は元気です」と胸を張って言う。

ポジティブな酒井にも、透析を通じて嫌なことがあるという。

「そんなに頑張って（長時間）透析をやって、そんなに頑張って仕事もやって、『かわいそうにな』って。いえ、友人にはそんなことを言う人はいないですけど、周りの視線を感じることがあるんですよ」

こうしたことを聞いた時、私の中で強い違和感を覚えるのは、今の酒井に対する「頑張る」という言葉である。彼がごく普通の生き方としてそうやっているのであって、特別に苦しい思いをして生活しているわけではない。

これは酒井に限らず、〝長時間透析〟をしている患者全体にいえることだ。彼らは〝長時間透析〟によって解放された心身を日常に生かす、つまりは健常者と同じ生き方をしているに過ぎないのである。透析という言葉だけにとらわれる大いなる誤解ともいえよう。

当然ながら、透析患者が一〇〇人いれば、一〇〇通りの生き方があるのだ。

取材中、金田は酒井についてこう言った。

「十時間やっていても普通の人と同じ人生だよね」

金田らしくさらっと言ったが、私にはこの言葉が酒井のすべてではないかと、そんなことすら思わされた。

「今の仕事をリタイアしたら、カフェでも始められたらな」と、酒井は夢を語った。店舗を構えるというより、車の移動式のようなイメージで、コーヒーや紅茶を提供する。いや、今の仕事を続けながら、会社の許可さえ取れれば土日だけでもやってみたいと言うのである。もちろん透析を続けながら、だ。

私はそれを知って、ぜひとも実現してほしいと念じた。

酒井が仕事をやりながらカフェもやる――普通の人以上の充実した生活――これこそが〝長時間透析〟の醍醐味《だいごみ》ではないかと感じ入った次第である。

6 透析患者の未来のために

腹膜透析を始める

大山宗男《おおやまむねお》は自身の透析導入が決まった際、血液透析と腹膜透析のどちらをやるかと問われ、腹膜透析を選んだ。五十九歳の時のことである。大山もまた、ごく普通の風貌で、どこからどう見ても透析患者だとは思えない。

現在七十三歳。神奈川県南東部に位置する三浦半島にある横須賀生まれの横須賀育ちで、今も在住している。

横須賀といえば米軍基地があり、海軍の伝統的なハンバーガー、ボリュームたっぷりのネイビーバーガーが有名である。米軍の空母・ジョージ・ワシントンやロナルド・レーガンが入港したことでも知られている。

横須賀の気候は一年を通して温暖で、全国的に雪が降るような寒い日でも、雪は降らないという。家からは海が近く、子どもの時分には夏、おにぎりを持って海に行き、よく泳いだ。

父親は会社員であり、母親は美容院を経営し、八十歳まで働いた。今は九十七歳。大山は母親が住む実家の近く、丘の上にある家に夫婦で住んでいる。

地元の高校を卒業してからは東京の大学で経済を学び、地元の信用金庫に就職した。しばらく営業をやった後、電算機の操作をする部署に入り、以後、定年までそこで働くことになる。

コンピューターが普及しだした頃で、仕事は厳しく、とても忙しかった。

「今は月に二〇〇時間の残業で問題になっていますけど、あの頃はそんなの屁でもなかったですよ」

と言って笑う。

激務だった。夜中までやるのは当たり前で、当時はフルオートというわけにもいかず、手作業のアナログ調整が必要で、さらにトラブルが多かった。常に残業手当が基本給を上回った。

そうした過酷な働き方が体に影響をもたらしたのかどうかは定かではないが、五十代で高血圧になってしまう。それまでも高血圧の傾向にはあったが、医者にかかるほどではなかった。血圧は二〇〇を超えたというから相当な高血圧である。

「タンメンを食べるとですね、（こめかみを押さえて）このあたりが痛くなっちゃうんですよ」

と大山は言ったが、要は塩分によって血圧が上がったのである。第一章でも書いたが、水分を保有するナトリウムにより、血液量が増え、血圧が上がったのだ。放置しておくと脳出血などを引き起こす危険性がある。

大山の場合、伏線はあった。それまでにも三十歳くらいの頃に尿検査でタンパクが出ていると社内の検診結果が出て、腎生検《じんせいけん》という精密検査を受けている。腎臓の組織を直接採取し、顕微鏡によって詳細を調べるのである。だがこの時、はっきりとした診断結果を告げられなかったという。

「全然医者からはっきりしたことを言われなくて。『あんたはざるなんだよ』って。そんなことだけ言うんですよ」

金田によればその頃から大山は〝慢性腎炎〟だったのだろうと言う。

初期の大山のクレアチニンの値は三から四だった。食生活に気をつけるようにという指示などは受けていたが、病院には行かなかった。本来なら病院に行かなくてはいけないレベルであった。

「自分は大丈夫だろう」

と油断していた。

余談になるが、人間は痛みや発熱など、具体的に症状が出てつらくならないとなかなか病院に行こうとはしない。

「医者に行けと言われて行く人はほとんどいませんよ。ものが見えなくなるとか、脳出血を起こしたとか、痛いとかっていう事実が起こってこないと、病院には行かないんですよ。だから、口で言うほどなかなかうまくいかない。僕だって行かない」

と言って、大山の取材に同席していた金田は笑った。

まさにその通りで、特に都市部で仕事に追われている人などは、多少体に不調があっても病院にかかることを先送りしてしまう。気づいた時には……というパターンも少なくない。

大山も危険な高血圧状態となってから病院に行ったわけだが、その後、クレアチニンの値が五、六と、どんどん上がっていった。やがて八になり、透析導入となってしまったのだった。

「周りにも透析をやっている人がいたんですよ。ですけど、まさか自分がそうなるなんて全然思ってなくて……」

と大山は言ったが、この「まさか」というのはどんな人間にも起こり得ることだと、日頃から考えておかなくてはいけない。

というわけで、医者からは腹膜透析と血液透析のどちらにするかと問われ、大山は腹膜透析を選んだのだった。その理由は自宅や職場で透析ができ、自由に動けるからというものであった。

腹膜透析用のカテーテル（細い管）を埋め込む手術をして、そこから毎日三回、八時間置きに透析液（大山の場合は二リットル）を体内に入れ、排出することを繰り返すのである。

腹膜透析は通院の必要がなく、ゆっくりと透析するので血圧の変動も少なく、痛みもない。食事制限については野菜や果物、生もの、水分は比較的緩和され、血液透析よりも厳しくはなかった。

だが、病院外でやるので感染のリスクが高く、やっていくうちに腹膜が硬くなって（腹膜硬化）、やがては透析ができなくなるというデメリットがある。最長でも七〜八年で限界が来るといわれている。また、自分の手で透析をやる以上、自宅にも職場にもクリーンルームを設置する必要がある。

金田によると、腹膜透析の一番の欠点は、栄養素であるアルブミンまでをも外に流してしまうという話であった。そこへ食事制限が加わると、さらに状態が悪くなるというわけである。

そういうこともあってか、透析患者全体の比率で書くと、腹膜透析患者はわずか三％（およそ一万人・二〇二二〈令和四〉年度）である。

ただ、腹膜透析をすれば自己管理のもとで好きに動けるということで、大山はその時、腹膜透析を選択したわけだった。大山の場合、透析液を排出する時にうまく出ないといったことがあったものの、腹膜透析にそれほどの苦痛を感じることもなかった。

また、不幸中の幸いというわけではないが、大山の場合は透析導入が定年間近の時期であった。したがって仕事との両立に、長きにわたって頭を悩ませることもなかったのだ。

大山は旅行が好きで、趣味ともいえる。腹膜透析をしながら国内旅行はもとより、オーストラリアへ家族旅行にも行った。

こうして慣れてしまえばさほどの苦痛もなく、五十九歳の時から五年ほど腹膜透析を続けたのだが、ある時異変が起きてしまう。

素敵な生活

「腹膜炎を起こさなかった？」

と金田が大山に尋ねた時、

「それが最後は腹膜炎を起こしてしまって、（担当医から）『君、そろそろ（血液透析）だな』って言われたんです」

と大山は答えた。

腹膜炎とはその名の通り、腹膜が炎症を起こす状態をいう。先にも書いたが、腹膜透析は自己管理する以上、クリーンルーム内できちんと消毒をして実施しないといけないが、医療関係者でもないのでどうしても甘くなってしまう。何年にもわたって毎日三回繰り返すともなると、細菌に感染する可能性が高くなるのである。

腹膜炎といえば重症であり、命に関わる症状だ。最後は切開し、感染した膿《うみ》を除去しなくてはならない。感染のリスクがある以上、金田は、「僕は腹膜透析はやらない」と言う。

早い話が、体内に通じる管を通して自分自身の手で透析液の出し入れをするのだから、感染のリスクはどうしても避けられないというわけだ。この感染を金田は「トンネル感染

（カテーテル出口部感染）」だと教えてくれたが、一度トンネル感染すると、今度は違う場所に管を入れ替えなければならない。細菌がまだそこに残っている可能性があるからだ。そうこうするうちに最悪の場合、腹膜が厚くなって働きが鈍くなり、腸が癒着して腸閉塞を起こしてしまうケースもある。

ただ大山は、腹膜透析を終えるまでの一年ほどの間は、並行して週一回ほど血液透析も行っていた。そして本格的に血液透析（四時間と食事制限）に移行したわけだが、やはり体がつらくなった。

他の患者と同じく、透析を終えて帰宅するとぐったりとして寝る状態であった。血液流量が二三〇ほどだったというが、〝長時間透析〟が一三〇か一四〇であることを考えれば、倍近くの速さである。当然、ひどい疲労感や倦怠感を味わうことになる。

さらに追い打ちをかけたのが食事制限だった。栄養士の指導のもと、塩分や水分が厳しく制限された。その結果、大山の体重は八二キロから一〇キロも減って七二キロになってしまった。

四時間の血液透析は自由だけでなく、健康までも大山から奪い去ったのだった。

そんな大山を妻は見かねたのだろう。研究熱心な妻は、何かいい方法はないのか、模索し続けた。すると、書店で一冊の本と出合う。それが〝長時間透析〟の世界を描いた『希望の透析』（池野佐知子著・幻冬舎刊）だったのである。この本では長時間透析という、金田が考案した画期的な透析治療法や患者の足跡が書かれていた。

大山と妻はすぐに『かもめ・みなとみらいクリニック』を訪れ、金田の話を聞いた。二〇一五（平成二十七）年のことである。

食事制限はなく、何を食べてもいいと聞いた時の感想を大山に聞いてみると、

「ほんとかなと思いましたよ」

と言ったが、〝四時間透析〟を受けていた者なら一〇〇人が一〇〇人とも抱く感想であろう。

こうして大山は〝長時間透析〟を始めたのだが、これほどまでに体調が変わるものかと驚きを隠せなかった。

「楽なんですよ、体が。全然違いますよ。ほんっとに」

普通に話すと淡々としている大山が、気持ちを込めて「ほんっとに」と言うと、劇的に楽になったことがリアルに感じられる。

当初、〝長時間透析〟を始める不安はなかったのかという問いかけにも、こう答える。

「多少はありましたけど、実際やり始めて体の楽さを覚えちゃうと『いいなぁ』っていう。だからよく私の知り合いなんかにもね、『今、八時間やってんだよ』って言うと、『え

っ、八時間もやってんの？』って驚かれるんですよ。しょっちゅう言われます。だけど、その八時間で体が楽になるんだっていうことが、うまく伝わらないんですよね。『八時間もベッドでずーっと寝てんの？』って言われちゃって。それでもやっぱり患者としては楽なんで、こっちのほうを選びたいし、昔、病院で一緒に（四時間）透析やってた人なんかに、あの人（大山のこと）、今どこ行ってんだろうって言われたら、『教えてやりたいよ』っていうくらいですよ」

そんな大山の話を隣で聞いていて、金田はしてやったりという顔で「ふふっ」と笑っている。

八時間という長さについても、大山は苦痛をそれほど感じないという。

「そんなに長いとは感じていないですね。（透析の間）いろんなことをしていますからね。テレビを観たり、本を読んだりしています。仕事に来てると思えば、全然もう大丈夫じゃないですか」

なるほど、と思う。楽な仕事をしに来ていると思えばいいのである。

さらには、かもめクリニックならではの良さについて大山はこう語る。

「今なんか、ここ来て透析が始まると、すぐに何か食べ始めて、お昼になってお弁当を食べて、水を飲んで、透析の後でコーヒーは出てくるし、まったくもって素敵な生活をしてますよ」

体調が良くなり、大山は母親の世話も快適にできるようになった。母親は大山が透析をしていることは知ってはいるが、

「そんなふうに見ていないんじゃないかな。普通に動いてますからね」

と言う。

とにかく、自分も含めてかもめクリニックの患者たちは元気すぎるくらい元気だと大山は話してくれた。朝、ロビーで透析を待っている際、他の患者らと話をするのだが、「楽だねえ」「楽だよ」といった話ばかりなのだという。いわゆる朝会の始まりだ。

「元気な人ばっかりですよ」

と言って大山は笑う。

体重は五〜六キロ増え、肌艶がよくなった。もちろん妻をはじめ、家族も喜んでいる。

透析患者は障がい者の認定が受けられるが、大山はヘルプマークをつけていても、今まで電車で座席を譲ってもらったこともないと言って笑う。それほど健常者と同じに見られるということだ。

未来の命のために

大山は中学校時代、「日本スポーツ協会・スポーツ少年団（ＪＳＰＯ）」のジュニアリーダーとして、子どもたちの世話をしている。子どもたちと遊ぶのが楽しかったというが、もともと人と関わり、何かをすることが好きなのだろう。

今現在も大山は、『かもめ・みなとみらいクリニック・腎友会』の世話役をしている。

腎友会とは、腎臓病患者で作る全国組織『全腎協（全国腎臓病協議会）』のもと、患者の療養生活を向上させ、支えることを目的としている。全国の都道府県において約三〇〇〇もの組織があり、会員数は約一〇万人となっている。活動内容は会報や通信誌の発行、学習会や研修会の開催、親睦会や交流会の開催、社会への啓発活動、相談事業、行政や議会への交渉や要請など多岐にわたる。先に書いた『かもめ・みなとみらいクリニック』の忘年会もその一環であり、大山は進行役などを務めていた。

だが、腎友会への加入率がまだまだ足りないと考えており、普及のため、入会を求めるパンフレットを作っているという。

大山の活動は、通常の会組織のように、ただ仲間を増やして広めるということだけが目的ではない。

なぜやるかといえば、透析患者の未来と命に関わるからである。

かつて、人工透析をするためは、高額な医療費の負担が必要であった。一九六七（昭和四十二）年に医療保険の対象となったが、それでも恩恵を被るのは会社員や公務員であり、その家族や自営業者などは高額な医療費を負担しなくてはならなかった。会社員の平均月給が一〇万円の当時、治療費が月に一〇万～一二万円かかったというから、生活が成り立つはずもなかった。ましてや透析患者は働くこともままならないのである。

お金持ちはいいが、そうでない者は家や田畑を売り払うなど、大変な苦労をしていた。

金田自身も東大で研修していた時、腹膜透析の機械を準備して患者を待っていたが、突然キャンセルになった。その理由を尋ねると、患者にお金がなくなったからだという。

「金の切れ目が命の切れ目ですよ」

と金田は言ったが、命が差別された時代が確かにあったのである。

そうした窮状を打開するため、腎友会組織が誕生し、厚生省（現・厚生労働省）や大蔵省（現・財務省）に連日、陳情と要請をしたのだった。

そんな中、医療費の無償化を勝ち取ることを優先し、自らの透析導入を先送りにして命を捧げた腎友会の幹部もいる。

その結果、ついに一九七二（昭和四十七）年十月、透析患者を身体障がい者として認定し、人工透析に更生医療が適用されることになったのである。今日では年に何百万円とかかる透析治療の医療費が、ほぼ無償となっている。

一九八〇年代、イギリスにおいてはサッチャー政権時に財政難を理由に、高齢者については透析患者の保険適用が中止されたという。高齢者だけでなく、ある公立病院では四十代の透析患者に知的障がいがあるという理由で、透析が一時打ち切られるという事態にまでなっている。

財政難だけではない。予算の割り振りで、高額な抗がん剤が保険適用になると、透析医療にもしわ寄せがくるのではないかと金田は憂える。

いずれにしても、透析患者たちが一丸となり、政府に今の透析における医療制度を後退させないよう、継続的に働きかけることが重要だと、大山は危機感を募らせているのである。

それは現在の問題というより、この先、将来においても生まれるであろう透析患者たちのためにも大切なことだ。

大山は言う――

「私たち透析患者が今の制度によって守られていて、医療費も無料で透析ができることが非常にありがたいんです。それをやっぱり続けていかないといけません。今の私たちもそうですし、これから透析をやられる方が同じ制度に守られながら、病気と闘うためにもこの制度を維持するというのが希望です。そのためにも『腎友会に入ってください』って言うんですけど、なかなか難しいですね」

確かに、全国の透析患者の数が約三五万人で、会員が約一〇万人だとすれば、三割程度の組織率ということになり、まだまだという状態だといえよう。

〝長時間透析〟によって元気をもらい、大山は精力的に患者たちのために活動している。

取材の最後、大山は『かもめ・みなとみらいクリニック』患者会恒例の、日帰り旅行の行き先をどうするか考えていると、実に楽しげに話してくれた。透析治療によって気力も体力も奪われた状態であれば、人の世話どころか自分の世話もままならないだろう。

〝長時間透析〟のデメリットを問うた際、大山は笑ってこう答えた。

「家から（『かもめ・みなとみらいクリニック』が）遠いことですね」

元気になって人のために尽くす――あらためて〝長時間透析〟の素晴らしさを感じたのである。

第四章 ——

「長時間透析と自由食」をめぐって

異端児

第一章でも書いたが、ガイドラインを否定するような金田のやり方は、残念ながら、ガイドラインを守ることが大前提の医療施設や医科大学から黙殺され、異端視され、批判される結果を生み、後継者どころかその成果さえ認めないといった傾向にある。

その根本原因には食塩摂取により高血圧が生じるという、長年信じられてきた論拠に基づくところが大きい。

一方の金田は、再三述べてきたが、高血圧が尿毒素によって引き起こされると見ており、実際、数多くの透析患者の臨床データからもそうであろうと確信を抱いている。ところが尿毒素が簡便に計測できないことから、エビデンスを提示できず、ガイドラインを書き換えるところまでいっていないのが現状なのである。

私のような素人は単純に、〝四時間透析〟より明らかに〝長時間透析〟のほうが、患者が長生きするという臨床データが出ているのだから、多くの医者が賛同し、同じように

〝長時間透析〟をやるのではないかと期待をする。

ところが、日本の医学の世界はガイドラインに支配されているために、黙殺され、無視をして相手にしないのが普通であると金田は言うのである。ましてや昨今の若い医者はガイドラインを守るよう、厳しく指導されている。もちろん守るべきガイドラインもあるが、それではあまりにも保守的で、患者の命を守るためというより、医者そのものを守るといった解釈のほうが正しい気がする。

「（普通の医者は）食塩は高血圧の原因じゃないっていう僕の説に反対なんですよね。四時間透析と食事制限は正しい、食塩と水が高血圧の原因だと思い込んでいる。決して彼らは悪意でやっているわけでも、儲けるためにやっているわけでもない。ガイドラインが正しいと信じ込んでいるんです。だから、ガイドラインを否定する発想そのものがないんですよ。疑って、全否定してかかったほうが面白いんですけどね。多少能力に余裕のある人はそれに食いついていくんですけど、（ミスや事故が起きたら）訴えられ、裁判で負ける。そういう人って結構いるんです。怖いですよ。裁判になったらガイドラインにしっかり書いてあるから、それをしっかり履行してるから、あなた勝ちだとか。もし僕がその立場になったら、（負けて）簡単に潰されてしまいますね」

〝長時間透析〟によって不利益を被ったと患者から訴えられた場合、ガイドラインを守っていないという理由で敗訴し、医療行為ができないように潰されてしまうのである。

金田の仕事はまさに〝命がけ〟なのである。

金田は自分のことを「異端児の最たるもの」と言った。その通りではあるが、最大の味方は患者と言いつつ、少数ではあるが、医療関係者の中でも支援者や賛同者が存在する。

ここでは、その中でも二人の大学教授について書いてみたいと思う。

とうとう完成したな

まず、東北大学名誉教授の吉永馨《かおる》がいる。

吉永は一九二八（昭和三）年に栃木県で生まれた。一九五四（昭和二十九）年に東北大学医学部を卒業し、東北大学第二内科（中沢内科）に入局した。一九七三（昭和四十八）年に教授となり、以後、医学部附属病院長、医学部長など、要職を歴任した。専門の高血圧に関する研究はもとより、腎疾患の研究、白血病治療に関する血液疾患の研究などが、国際的な学会や著名な英文誌に発表され、国内外で高い評価を得ている。

吉永が東北大学時代、腎臓や高血圧の研究会を開き、東北各地の医師に参加を呼びかけていた。それに応じて参加したのが当時『いわき市立総合磐城共立病院』(現・いわき市医療センター)に赴任し、透析医として勤務していた金田だった。

金田の研究発表を聞いた吉永は、

「その知識の深さと研究心の旺盛さに強い印象を受けました」

と回顧している。

市中の病院にあって、これだけの研究者は少ないというのである。

「これは大物になるな……」

と感じたというから、かなりのインパクトがあったのだろう。

その後二人の交流はおよそ五十年にわたって今日まで続き、金田は「指導を受けている」と言い、吉永は金田を「畏友」(尊敬する友人)と書いている。

金田が二〇二三(令和五)年六月に初めて〝長時間透析〟に関する英語の論文を世に出せたのも、吉永が認め、後押しがあったからであった。創刊が一九二〇(大正九)年という歴史ある国際的な英文総合雑誌『TJEM(東北ジャーナル)』に発表したのである。

また、金田は前出の著書『目で見て判る「長時間透析と自由食」』を出版するにおいても、この本を出版するべきかどうか、事前に原稿を送って吉永に打診している。これは金田自身の精魂込めた研究成果の是非を問うようなものだが、それほど二人の信頼関係が成立していると言ってもいいだろう。

この打診に対して吉永は原稿を熟読し、

「とうとう完成したな」

と感じ入ったという。

英語の論文を発表するにおいても、金田は吉永に数年にわたる添削を受けている。ちなみに、吉永は英語の論文を校閲するにおいては、「余白のほとんどが訂正の文字で埋まるくらい」徹底して筆を入れたという。それゆえ厳しい審査をパスし、一流誌に掲載された、いわば金田の論文もお墨付きを得たものだった。

吉永は日本語の論文はもちろんだが、英語の論文を書き、査読することのプロフェッショナルである。時々、何を書いているのかわからない英語の論文があっても、想像力をたくましくして、おそらくこういうことが言いたいのだろうと推測し、訂正した上で著者に戻すという。これを繰り返すのだが、最初はまったくダメでもだんだんと上達するものであるという。そうしたことが苦になるどころか、成長していく姿を見るのは楽しみであり、教授冥利に尽きるとまで書いている。吉永が合理的で、差別なく、面倒見のよい人格者であることが垣間見える。

まったくの余談だが、吉永は、人は〝死の学習〟をしなければならないと提唱している。生と死は表裏一体であり、死がわかれば生が初めてわかるというのである。死をわからないと生きていることが当たり前となり、浅い人生になる。自分だけにとらわれ、他者を理解しようともせず、親切なことも助け合いもできない。「死の学習」をすれば、己の生も他者の生も大切だとして、命を尊重し合うことになる。生きる上での学びのために死を学ぼうというのである。

吉永の中心軸には生と死があるのであって、名誉や地位、財などではない。ここに理想の医者の本懐を見ることができる。これは金田と同じだと感じる。吉永は昭和三年、金田は昭和十三年生まれ。年代は違うがともに戦中派であり、戦前戦後と生きるのに必死の世代であった。学園紛争など、戦後の傷跡がまだ癒えず、社会情勢がまだ安定しない、激動の時代を乗り越えている。

面白いのは、吉永も金田同様、戦後の高校生の頃、マルクス・レーニン主義といった社会主義思想に惹かれている。だが、一、二度研究会に出ると嫌気がさして馴染めなかった。参加している人々が社会主義思想を深く学ぶのではなく、盲信して最高のものだと酔いしれて、無条件に最高の思想だから革命のために邁進せよという姿勢に、吉永は疑問を抱いたのだった。

さらには戦後の社会主義者の多くは、戦前、国粋主義者の転向組であった。こうした安易に流行に飛びつくという姿勢にも大いに落胆し、吉永は興味を持てなくなったのだ。その代わりと言ってはなんだが、若き日より筋の通った論語や仏教には傾倒している。論語については「義に生き、仁に生きて、それに殉じてもいいではないか」と書いているし、仏教については財産や名誉に執着することで真実が見えないのは「不幸の原因だ」とも書いている。

いずれにせよ、吉永もまた何ごとも深く本質的に真実を求めようという感覚があり、それを医学に生かしてきたと言ってもいいだろう。

これらのことを思うと、金田と吉永に信頼関係が生まれたのは人生の必然ともいえようかと感じる。

本気の共同研究

そして、もう一人の賛同者は名古屋大学教授の丸山彰一である。

丸山は一九八九（平成元）年名古屋大学医学部を卒業後、研修医、内科勤務医を経て、名古屋大学大学院医学系研究科に進学、二〇一六（平成二十八）年に病態内科学講座腎臓内科学教授となり、二〇二四（令和六）年に名古屋大学附属病院病院長となり、現在に至っている。

腎臓の専門医として患者の治療を続けていた丸山だが、透析患者に対してはしっかり食べることが重要だと説明しながら、同時に塩分制限に気を配るよう指導していた。ところが、十分な栄養摂取と塩分制限というのは大変な困難を伴い、従来の透析に行き詰まりを感じていたのである。

そんな時、金田の〝長時間透析〟を知って興味を覚え、実際にかもめクリニックを訪れて見学をしたのだった。丸山がそこで目の当たりにした、患者の肌の色艶がよく、痩せ細った人が誰もいないという状況は、衝撃的であったと述懐している。

丸山はかねてからの懸案であった透析における栄養障害を解決するためには、〝長時間透析〟が最適ではないかと考えた。そこで〝長時間透析〟の良さを科学的に証明するため、かもめクリニックとの共同研究を金田に提案した。

〝長時間透析〟を広め、救えるはずの患者の命を一人でも多く救いたいと心から願っていた金田にしてみれば、天恵のようなものであっただろう。金田は即座に快諾し、名古屋大学附属病院腎臓内科研究グループとの共同研究が、今からおよそ十年ほど前より始まったのである。

〝長時間透析〟が血圧を下げるという金田の仮説を、「大胆かつ魅力的な仮説」と丸山は呼ぶ。そして金田の「高い見識と的確な考察に深く感銘を受けた」として、今後は科学的に検証しエビデンスを示していきたい、さらには金田の強い情熱に触れ、自分自身も一人の研究者・臨床医として透析患者の高血圧に関する課題に取り組んでいく覚悟を新たにしたい、と書いている。

この〝覚悟〟という言葉がすべてを象徴しているように感じる。

ほとんどの医者が未知なる臨床研究に萎縮し、黙殺を決め込むのに対し、丸山は透析患者の命の問題と真摯《しんし》に向き合おうとしているのである。

丸山自身の人格も大きく作用していると考えられる。それは自分の地位や立場を顧みることのない、謙虚さと大胆さだ。本来、国立大学の研究医が一開業医のもとに来て共同研究を求めるというのは異例のことである。

金田もそうだが、いくら画期的とはいえ、本当なら手垢のついた研究などやりたくないところだ。だから金田の目から見れば、〝長時間透析〟を超える次のステップを見据えて丸山は共同研究を申し出たのだろうという。

また、金田自身も過去に経験しているが、四時間透析は、透析患者が現状ではどんどん亡くなっている、まったく希望がない治療ともいえる。そんな状況の中で、未来ある若い医者が育つわけがないというのである。だから、〝長時間透析〟によって多くの患者の命が救えるとなれば、医者にもやりがいが生まれ、育つという、そこに丸山は賭けているのではないかと金田は考えている。

実際、丸山は部下の若い医者たちを、四年ほど前よりかもめクリニックに派遣し、臨床研究をさせている。大学を挙げて研究グループをつくったのである。その意気込みに金田は「本気だなと思った」という。その際、かもめクリニックとしては、患者のデータすべてをフルオープンにして若い医者に提示するのだ。もちろん金田も余すところなく技術指導をする。そうすると、最初は半信半疑だった若い医者も、信用せざるを得なくなっていくのである。

その若い医者の一人に、第二章でも述べた菱田学がいる。菱田は二〇〇八（平成二十）年に岐阜大学医学部附属病院を卒業後、勤務医を経て二〇一五（平成二十七）年に名古屋大学附属病院腎臓内科局員となった。丸山が上司となったことから二〇二一（令和三）年から一年間、かもめクリニックに派遣され、〝長時間透析〟を研究した。丸山同様に留学経験があり、語学にも長けている。現在では偕行会城西病院《かいこうかい》に腎臓専門医として勤務している。

菱田も当初は半信半疑であり、できるだけ公正中立の立場としてかもめクリニックで働いた。金田と初めて会って話を聞いた時、非常にセンセーショナルな治療を行っているという印象を受けつつも、心から素晴らしいと思えてこれだという感覚は正直なところなかった。ただ、自分の視野を「ガッ」と広げられたという瞬間だったと話す。

広げられたというのは、それまではガイドラインに則して従来の透析を実施していくのみで、そこから逸脱した診療を展開していなかったからであった。

「研修時代は上司から、お前自身のオピニオンは必要ないんだと言われて。ガイドラインに則《のっと》るとか、根拠を持ってやれと言うんですね。論文でこんなことが書かれているから試すとか、根拠を持ってやるべきであって、自分がこう思うからやるっていうのは、経験の浅いお前がやるべきではないと懇々と言われて育ってきたんです。だから、金田先生の診療はガイドラインに則らずにそれを大きく打ち破るような治療だったので、私にとっては非常に衝撃的でした」

と菱田は語っている。

さらに、菱田はガイドラインについて――

「こうしたらいいのかなって、思いながらも行動に移さない医療者はいると思いますし、ガイドラインに書いてないからやめておこう、何かあったら問題になるかもしれないと考えがちなんですけど、そういったことを突破していくのが、金田先生の大きな力だと思います」

とも言っている。医者たちがいかにガイドラインに縛られているかがわかる言葉である。

なお、菱田はかもめクリニックでの研究成果を『長時間透析と自由食による治療を受ける患者において、体重が維持もしくは増えることは生存予後の改善と関連する』という論文にまとめ、名古屋大学に受理され、発表している。

金田は名古屋大学とは今後も切磋琢磨していきたいと言うが、こうも語っている。

「最終的には名古屋大学に今の教科書に載っている治療法（四時間透析と食事制限）を書き直していただいて、学生にこれを教えていくということをやっていただきたいです」

これこそが若き医者に自主性とやりがいを持たせ、透析のみならず日本における医療全体の進化を生み出すのではないだろうか。

「長時間透析と自由食」の本質

金田はお酒が飲めない体質で、飲めば顔が赤くなる。

「酵素欠損症なんでしょうねえ」

などと、いかにも医者らしい分析をして言う。

だが、お酒の席は大好きだという。お酒が飲めるように努力して、好きになったとまで言うのである。

『かもめ・みなとみらいクリニック』の忘年会の会場に向かう途中の車中で、

「(宴会で飲むと)人間的にフラットになる、これがいいですねえ。人の上に人をつくらずなんてね」

と言って金田は笑った。

「人間的にフラットになる」――先にも書いたが、この言葉が〝長時間透析〟の原点ではないかと私は感じた。

金田は目の前にある、見捨てられようとしている命を、科学的根拠に基づいてただ救っているだけなのである。第二章の繰り返しになるが、それは名誉や地位、お金とは無縁の行為であり、患者への哀れみからやっているのでもない。ただ絶対的に命を救っているだけなのだ。

人間がフラットになると差別がなくなる。金田と患者との距離感が極めて正確であり、患者から信頼を得ているのは、そこに差別がないからだ。それは医者と患者の関係性を超えて、純粋に人間と人間との関係性になっているからに他ならない。

二〇一八（平成三十）年八月。東京都のある公立病院で、一人の透析患者（女性）が血液透析を続けるために必要な手術を拒み、死亡するという事故が起きた。女性患者の夫は亡くなった当日、病院で妻に何があったのかを知りたいと思い、民事訴訟を起こした。結果は、和解勧告が成されて成立したが、医者も患者も、透析に対する考え方が浮き彫りになったともいえる事案である。

経緯はこうである――

女性患者は糖尿病の合併症により、かねてから透析を受けていたが、シャントが閉塞して透析ができないという症状が発生した。そこで外科手術を受けなければならなくなり、外科医が説明をしたところ、女性患者は手術を拒否した。その大きな理由は、「(四時間)透析は痛い」「時間が長い」と治療のつらさがあったこと。さらには以前のカテーテル手術の際、全身麻酔にもかかわらず動いたため、担当医から「あなたの手術はもうしたくない」と叱責されたことも影響しているようであった。

透析をやめたいという意向を聞いた外科医は、

「血液透析は根本的に治す治療ではなく、腎不全による死期を延ばしているに過ぎない。透析の継続を望まなければ二～三週間の命となる。どうするかは本人の意思次第だ」

と女性患者に告げた。つまり、透析は「延命治療に過ぎない」というのだ。

そして、手術の同意が得られなかった外科医は、透析治療をやめる承諾書を作成し、女性患者に署名をさせた。

ところが、その後女性患者は尿毒症により苦しくなり、透析拒否を撤回したいと言い出す。だが、その希望も叶わず亡くなってしまったのだった。透析を中止して九日後のことであったという。

ここに至るまでにはいろいろな事情があったと思う。だが、まず感じるのは、〝四時間透析〟が「長時間透析と自由食」であったならば、どうであったかということである。透析が苦しいものではなく、好きなものが食べられて元気になっていればどうだっただろうかと。もちろん、それぞれのケースがあろうかと思うので一概に答えは出せないが、少なくとも透析拒否をする可能性は〝四時間透析〟よりもずっと低かったのではないのか。また、外科医の説明にしても変わっていたのではなかろうか。〝長時間透析〟を前提としていたならば、「延命治療に過ぎない」と断じていたかどうか。「本人の意思次第だ」などと言ったかどうか……。「いや、こんなに快適な透析もあるんですよ」と、〝長時間透析〟について語っていたとしたらどうであったろうか。

これはあくまで想像に過ぎないので軽々には言えないが、ただでさえ揺れ動いて不安な女性患者の気持ちを考えると、希望の選択肢の一つに感じられたのではないだろうか。もっと想像をたくましくして言えば、金田自身が女性患者を説得していればどうであったかと考えるのである。

医者と患者の関係性については第二章でも書いたように、通常はフラットではないのだ。医者が一〇〇人いれば、金田のような医者は一人・二人いるかいないかだ。いや、一〇〇〇人に一人か二人かもしれない。差別なく同じ人間同士として説得していれば、先の不幸な事例も結末が変わったものになったのではないのか。

もちろん、これはその外科医を責めるために書いたわけではない。むしろ、そうした医者のほうが圧倒的に多いに違いない。ただ、人の命を救うためには、相手と同じ目線で語りかけるという姿勢が極めて重要ではないかと感じた次第である。

この問題に関して、金田はこう語った。

「透析治療そのものが『敗戦処理』だと思われているのが厄介なんですね。どうせ透析を受けても大変だし、先がないいんだからという。我々はそれに対するアンチテーゼを出したいわけですよ。そうじゃないよって、普通に生きられるよって、仕事ができるよってことを（長時間透析と自由食によって）証明しないといけないんです」

第一章で紹介した金田の著書『目で見て判る「長時間透析と自由食」』のシリーズタイトルは――『21世紀の慢性透析治療法を革命しよう』である。

いわば医療で革命を起こすということであろうが、ここまで書いてきて、この革命の実現には、次の三つの大切なポイントがあると感じる。

① 画期的な治療方法
② 医者の人格
③ 患者たちの真摯な取り組み

この三つが三位一体となった時、初めて真の革命が起きるのだろう。

とりわけ、③に関わる患者たちの積極的な意識・行動が重要であると私は考える。取材で感じたのは、〝長時間透析〟に挑む患者たちは、いずれも前向きだということだ。〝長時間透析〟と自由食は患者の力によって医療で革命を起こすという、大きな可能性を秘めている。

真に絶望を希望に転じ、時に奇跡を起こす力があるのは、医者ではなく、患者自身の生き方にあると確信させられた。

それだけに、一人でも多くの患者にこの革命に参加してほしい。

そして透析の世界にとどまらず、社会全体の未来をも変革する、常識を覆す力を知らしめてほしいと切に願うものである。

おわりに

「透析が絶望的な治療だっていう認識が定着すると困るんですよね。医者自身がそう思っていますからね。もっと自分たちが工夫しろよって話ですよ」と金田は言った。

これを聞いた時、私は若き日、活動屋と呼ばれる映画スタッフに教わったことを思い出していた。

溝口健二監督という、一切の妥協を許さない映画芸術の権化《ごんげ》のような世界的巨匠に鍛えられたスタッフたちは、シナリオを厳密に読み込み、あらゆる技術を駆使して世界でも屈指の、最高の映像美を創り出した。

とりわけ、ベネチア国際映画祭で金獅子賞を獲得した黒澤明監督の映画『羅生門』の撮影を担当した宮川一夫キャメラマンは、その象徴的存在であった。晩年の宮川キャメラマンの講義を受けた際、彼は最後に涙ながらに私たち若き学生たちにこう訴えられた。

「皆さん、どうか工夫してください」

この「工夫」という言葉の中には、昨今のテクノロジー任せの、オリジナリティのない、質の劣る映画やテレビドラマへの警鐘が含まれていたかと思う。同時に、自分の考えを持ちなさい、貫きなさいと突きつけられている気がしたものである。

宮川キャメラマンが卓越した技術者であったように、金田は卓越した科学者であると感じる。まったく独自の考えで行動を起こし、自らの力で屹立《きつりつ》している。彼は多数になびかず、医者の教科書であるガイドラインを否定し、書き換えようと日々、闘いを続けている。

己独自の考え方を持ち、行動を起こし、貫くことはとても大切だ。なぜなら、それは社会をより良い方向へと導くからである。だがそれは、正しい考え方であってこそ成立するのだ。オリジナルの発想で突き進むにおいては勇気と気概が必要だ。医療の世界ともなればそれはやはり、自らの生命を賭すことにもなる。

私は今回の取材を通して金田から、人間が生きるにおいては勇気と気概が肝要であると、あらためて学んだ。そしてその一念を通すことで多くの人間が救われると、実感したのである。

命はもとより、人生そのものが救われるのだ。

もっとも、金田自身は合理主義者なので、このような精神論を好むところではないかもしれない。ただ、「思い立ったら命がけだ」と言うくらいだから、卓越した勇気と気概が必要であることは間違いないだろう。

他方、〝長時間透析〟に関して、まったく別の見方をするとすれば、人間の体には元来〝スロー〟（ゆっくり）がいいのではないかということである。

私は時代小説も書くが、書きながらときどき、現代はいっそ江戸時代に戻ればいいのではないかと思ったりするのだ。誤解のないように申せば、それは時間の使い方においてである。現代のように時間に追いまくられるような慌ただしい日常生活というものは、過剰なストレスを与えるだけで体には良くないのではないかと考えたのである。

いったい何のために効率化を図るのかといえば、だいたいが経済のためであり、自分が楽をしたいという人間の欲望のためである。

昔は移動するために歩き、洗濯は手でやり、手紙は直筆だった。その行為をしている間にじっくりと考える時間、インターバルというものがあった。現代は隙間の時間があると携帯を弄《いじ》っている。ただぼんやりとして、思考を巡らせることもほとんどなくなってしまった。

いや、便利になることが悪いというのではない。何でもかんでも過剰に求めると、冷静に人生を見つめる時間すら奪われ、気がついたら死んでいたということになりかねないと、その思考について危惧するのである。

〝長時間透析〟からはまったくズレている、とお叱りを受けるかもしれないが、こういう時代だからこそゆったりとした時間の流れの中で、自分の人生について、生き方について思いを致すのも悪くはないのではないか。そんなことを考えた次第であり、もし私が〝長時間透析〟をやる立場になったとしても、時間の長さについてはむしろ歓迎すると思うのである。要は、ただ単に時間を潰すのではなく、己の人生のために有意義に使うということだ。

さて、〝長時間透析〟の旅も終わりの時間に近づいている。

最後に大事なことを書かねばならない。

実は、本来なら私がこの本を書く立場にはなく、池野佐知子さんというフリーランスの作家の方が『希望の透析』（幻冬舎）の第二弾として書くはずであった。実際、本書の第三章に登場した患者の方々のほとんどが池野さんによって取材されたもので、参考にさせていただいた。だが池野さんは取材中、志半ばにして病に倒れられ、亡くなられてしまった。

池野さんの編集担当者がＰＨＰエディターズ・グループに在籍し、たまたま私がＰＨＰ研究所にて数冊のノンフィクションを手がけていた縁で、仕事の依頼があったわけである。そういう意味においては、私自身が池野さんの前著によって理解が深められ、大変助かった。同時に池野さんほど知識のない私が書くのは、大変申し訳ない気もした。

だが、金田医師の熱意と池野さんの気持ちを考えれば、これも一つのご縁であり、引き受けて良かったと、今はそう実感している。

ここであらためて池野さんに感謝を申し上げ、粘り強く取り組まれた姿勢に敬意を表し、また哀悼の意を表するものである。

最後になって恐縮だが、関係者各位に感謝を申し上げて結びとしたい。

ご多用にもかかわらず快く取材を受けて下さった金田浩さま、酒井達哉さまをはじめ、かもめクリニックのスタッフの皆さま、患者の皆さま、ＰＨＰエディターズ・グループの佐藤義行さま、池野さんの編集担当であった髙橋美香さま、本当にありがとうございました。

「長時間透析と自由食」によって一人でも多くの透析患者さんが心身ともに救われ、普通の日常生活を取り戻され、素晴らしい人生を送られることを心より願い、筆を置くものである。

二〇二四年十二月

松下隆一

〈著者略歴〉
松下隆一（まつした・りゅういち）
1964年、兵庫県生まれ。作家・脚本家。2020年『もう森へは行かない』で第１回京都文学賞を受賞。同作を改題した『羅城門に啼く』（新潮社）で時代小説デビュー。2023年『侠（きゃん）』（講談社）で第６回書評家細谷正充賞、2024年同作で第26回大藪春彦賞を受賞。他の著書に『二人ノ世界』（河出書房新社）、『ゲンさんとソウさん』（薫風社）、『春を待つ』（ＰＨＰ研究所）などがある。脚本家としてのキャリアも長く、映画『二人ノ世界』（主演：永瀬正敏・土居志央梨）、ＮＨＫドラマ『雲霧仁左衛門』（主演：中井貴一）などを担当。

装丁　佐々木博則
カバー写真　Adobe Stock
図版　株式会社ウエイド

透析の“常識”を疑え

2025年１月31日　第１版第１刷発行

著　者　松下隆一
発　行　株式会社ＰＨＰエディターズ・グループ
〒135-0061　東京都江東区豊洲5-6-52
☎03-6204-2931
https://www.peg.co.jp/
印　刷
製　本　シナノ印刷株式会社

ISBN978-4-909417-93-0